赵 莹 著

临床
脑脊液细胞学
概论

LINCHUANG

NAOJIYE XIBAOXUE

GAILUN

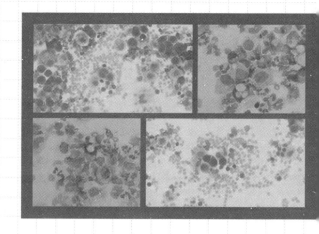

甘肃科学技术出版社

（甘肃·兰州）

图书在版编目(CIP)数据

临床脑脊液细胞学概论 / 赵莹著. -- 兰州：甘肃
科学技术出版社,2016.8（2023.12重印）
ISBN 978-7-5424-2339-9

Ⅰ.①临… Ⅱ.①赵… Ⅲ.①脑脊液 – 细胞学 – 概论
Ⅳ.①R331.5

中国版本图书馆CIP数据核字(2016)第190357号

临床脑脊液细胞学概论

赵　莹　著

责任编辑　何晓东
封面设计　张小乐

出　版　甘肃科学技术出版社
社　址　兰州市城关区曹家巷1号　　730030
电　话　0931-2131570（编辑部）　0931-8773237（发行部）

发　行　甘肃科学技术出版社　　印　刷　三河市铭诚印务有限公司
开　本　880毫米×1230毫米　1/32　印　张　6.5　插　页　1　字　数　200千
版　次　2016年8月第1版
印　次　2023年12月第2次印刷
印　数　501~1550
书　号　ISBN 978-7-5424-2339-9　　定　价　118.00元

图书若有破损、缺页可随时与本社联系:0931-8773237
本书所有内容经作者同意授权,并许可使用
未经同意,不得以任何形式复制转载

前　　言

　　本书以脑脊液细胞学基本理论、基本知识和基本技术为重点，介绍脑脊液细胞的来源、消失及功能；脑脊液细胞的基本结构、类型及形态特征；脑脊液细胞的收集、常规检查方法；脑脊液细胞学的临床应用和常见各类中枢系统疾病的脑脊液细胞学等。

　　本书以基本理论、基本知识和基本技术为重点，在写法上文字叙述和图谱并重，力求做到图文并茂，有利于加深理解。

　　在撰写过程中，承蒙兰州大学第一医院检验科陈青锋主任的关怀与帮助，父亲赵大同和家人的悉心关怀，特在此一并表示衷心的感谢。

　　由于本人的水平有限，经验不足，缺点和错误在所难免，希望专家、同行指正。

赵莹

2014 年 8 月

目　录

第一章　脑脊液的产生及其循环途径

第一节　脑脊液的产生

脑脊液是由各脑室脉络丛产生的无色透明液体,总量达100~160mL(30~40岁健康成人的140mL),充满脑室系统和蛛网膜下腔内。脑脊液对维持脑组织的渗透压和维持颅内压的相对恒定方面有重要作用。同时,由于脑和脊髓没有淋巴液,故脑脊液起着部分淋巴液的作用,可营养附近脑组织并运走部分代谢产物。此外,因其充满在脑和脊髓的周围,故又有缓冲外力,减少震荡的作用。正常时,脑脊液具有一定的细胞成分、化学成分和压力。当脑脊液被膜或脑脊液本身发生病变以及身体感受某些疾患时,脑脊液的成分和压力亦可发生变化,故临床上可做腰穿,抽取少量脑脊液进行检验,以协助对某些疾患做出诊断。

第二节　脑脊液的循环途径

脑脊液不断由脉络丛产生,沿一定途径循环,又不断被重吸收回流到血液中,如此循环不已,保持动态平衡,这对于维持脑和脊髓的正常生理功能,起到非常重要的作用。其循环途径如下(图1-1)。

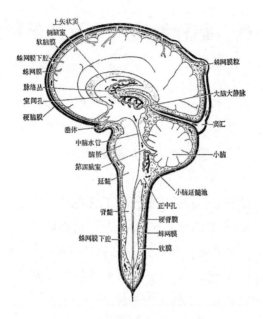

图1-1 脑脊液循环模式图

　　左、右侧脑室脉络丛产生的脑脊液,经左、右室间孔流入第三脑室,与第三脑室脉络丛产生的脑脊液一起,经中脑导水管流入第四脑室。然后与第四脑室脉络丛产生的脑脊液一起,经正中孔和两个侧孔流出脑室而进入蛛网膜下腔内。结果蛛网膜下腔便充满了脑脊液,而整个脑、脊髓和马尾等均浸泡在脑脊液中。脑脊液沿蛛网膜下腔流向大脑背面,最后经蛛膜粒渗透到硬脑膜上矢状窦内,从而再回到血液循环中。若脑室系统的交通因故发生障碍,可产生脑积水或颅内压增高。

第二章　脑脊液细胞的基本结构和功能

第一节　细胞的基本结构

各类细胞的形态和大小不同，但基本结构有其共同性，主要由细胞膜、细胞浆和细胞核三部分组成。

一、细胞膜

细胞膜是细胞外周的半通透性屏障，由脂类、蛋白质、糖类、水、无机盐和金属离子组成，是细胞与外界相隔的一层半透膜。其分子排列呈脂质双分子层，蛋白质分子镶嵌于脂质双分子层中间，细胞膜使细胞与外界环境隔离开，保持着一个相对稳定的细胞内环境。细胞膜对细胞外形的保持和支撑，细胞的吸收、排泄、黏附、免疫及功能调节均有重要作用。细胞膜的主要作用是与其他细胞相互联系和相互作用的。

二、细胞浆

细胞浆是一种黏稠、透明无色的胶状蛋白质物质，位于细胞膜和细胞核之间的细胞体内。主要成分如下：

（一）线粒体

在细胞中，线粒体属于重要的和最大的细胞器，占细胞浆体积的 25%。它呈小杆状结构,含有二层差异很大的膜:内膜和外膜。内膜凹折形成线粒体嵴;外膜光滑。嵴与嵴之间的基质含有颗粒,外膜含有卟啉素。线粒体的主要功能是通过氧化作用释放能量,并将这些释放出来的能量转变为三磷酸腺苷(ATP)中的链能。

(二)内质网

根据其表面是否附着核蛋白体,可分为粗面内质网和滑内质网。粗面内质网由扁平囊泡和附着于其表面的核蛋白体构成,它参与某些膜蛋白和细胞器蛋白的合成,也参与由细胞分泌的蛋白质的合成和运输。内质网表面缺少核蛋白体者为滑面内质网,是脂肪酸及磷酸合成和代谢的部位,亦参与一些物质的运输功能。

(三)核蛋白体

核蛋白体是细胞最重要的结构之一,是合成蛋白质的细胞器,其唯一功能就是将氨基酸装配成肽链。在细胞内很大一部分核蛋白体附着在内质网的膜表面,称为附着核蛋白体。它们与内质网形成的复合细胞器,称为粗面内质网。

(四)高尔基复合体

高尔基复合体为一位于胞核附近的网状结构,由于扁平囊群、大泡和小泡三部分组成。近年来证实高尔基复合体不仅具有简单的"加工"功能,而且具有合成和分解的化学功能。其功能主要与细胞分泌有关。

(五)溶酶体

为散布于细胞浆内,直径为 0.5μm 左右的小体。溶酶体大小和形态各异,根据有无摄取和消化物质的功能而将其区分为初级溶酶体和次级溶酶体。溶酶体的作用是对衰老的细胞本身和一些外来物质进行消化和消除。

（六）微管和微丝

微管细胞中存在的一种蛋白质性质的细胞器,如细管状结构,由肌动蛋白组成。微丝是细胞中存在的一种直径 $5\sim6\mu m$ 的细状结构,在细胞内经常散在存在,但常常呈纵横交织的网状或成束存在,与微管共同组成细胞的支架,如微丝破坏,巨噬细胞就丧失了吞噬能力。

（七）中心体、纤毛和鞭毛

中心体、纤毛和鞭毛可归纳在细胞骨架部分,主要是因为它们的基本成分、基础结构和基本功能是类似的,发生上可能是同源的。在光镜下观察到的中心体是由两个染色很深的中心粒构成。中心粒是纤毛与鞭毛发生的基地。纤毛与鞭毛在中心粒开放端产生,其功能与细胞分裂有关,在细胞有丝分裂中决定染色体的运动方向。

三、细胞核

细胞核是细胞最大、最重要的细胞器,是控制细胞繁殖、调节蛋白合成和传递遗传基因的重要场所。

由核膜、核液、核仁和染色质组成,是控制细胞生长繁殖,调节蛋白质合成及传递遗传基因的重要场所。其主要成分为核酸与蛋白质的复合物——核蛋白。去氧核糖核酸(DNA)主要存在于核染色质内,核糖核酸(RNA)主要存在于核仁内。幼稚细胞的胞核在细胞内所占的比例较大,衰老细胞的比例则较小。

（一）核膜和核孔

核膜和核孔是在细胞分裂末期由细胞浆的液泡成分在染

色体周围联合而成的。所以核膜可视为细胞浆结构的一部分。它为一层极薄的膜,由平行排列的内外两层磷脂双层膜包裹着,内层紧贴细胞核,外层与广泛存在的称作粗面内质网的细胞浆腔系统相连续。两层之间的腔隙称为核周围隙,它与粗面内质网的腔相延续。

(二)核仁

核仁是细胞间期细胞核内最显著的细胞器,呈圆形或球形,居核中或核周边处。核仁的折光性较强,与细胞的其他结构可显出明显的界限。核仁在细胞内的数量,以一个为多见,但在很多细胞内可以有两个或更多的核仁。核仁的大小变化幅度很大,核仁的数量和大小随细胞的类型而异,而且在同种细胞也因生理状态不同而不同,这取决于细胞对核糖体的要求和染色质的多少。如在生长迅速的肿瘤细胞内都有较大而明显的核仁;蛋白质合成缓慢的细胞,核仁较小或不明显,也就是说核仁的大小反映着细胞蛋白质合成代谢的变化。在细胞进行有丝分裂时核仁消失,在细胞分裂末期又重新出现,且与核膜的消失和重建在时间上一致。

(三)核液

核液为无结构的胶状物质,是核内的基质,其染色质和核仁等都是浮于核浆中。

(四)染色质和染色体

染色质主要指细胞核内易于被碱性染料染成深色的物质,其主要化学成分是核蛋白,其中主要的核酸是 DNA,为由双胶螺旋状的去氧核糖核酸链组蛋白,以一定比例与 DNA 结合,每一染色质由两条卷曲的染色丝组成,染色丝彼此呈螺旋状盘绕。

在分裂间期细胞核内的染色质染色。

染色体是指有丝分裂时具有特定形态的 DNA 组蛋白结构。

两者之间的区别并不在于成分上有什么不同,而是在于构型的不同,反映了它们处于细胞周期中不同的功能阶段。

第二节　细胞的新陈代谢

细胞通过新陈代谢来进行更新和维持生命活动。细胞的新陈代谢由两个过程所组成。一是细胞从外界摄取营养物质,经过消化变成本身所需要的物质合成代谢过程;二是细胞本身的物质发生分解,放出能量;供给生命活动所需要的分解代谢过程。

细胞从周围环境摄取营养物质,如蛋白质、碳水化合物和脂肪等。这些物质一方面更新细胞本身,另一方面通过氧化放出能量。释放的能量一方面更新细胞本身,另一方面通过氧化放出能量。释放的能量贮存于细胞的三磷酸腺苷(ATP)中,以备细胞合成新物质时之用。营养物质的能量存在于该分子中的共价链上。随着这些链的水解,可释放能量。由此可见,合成过程需要消耗能量,属摄能反应;分解过程产生能量,属释能反应。

细胞内的数量大部分贮存于 ATP 中。ATP 分子中的高能磷酸链所释放的能量,远远大于其他化学链所释放的能量。当 ATP 转变的二磷酸腺苷(ADP)时所释放出的大量能量,可供细胞的各种功能活动和合成新的物质之用。ADP 又可通过氧化磷酸化过程更新生成 ATP。

上述合成和分解的过程,即包括细胞内许多复杂而有秩序的物质转变和能量转变,也包括细胞与环境之间的种种物质和能量的转变。这些过程用生物化学的术语来说就叫细胞新陈代谢,它是整个机体新陈代谢作用的基础。

第三节　细胞的生长和繁殖

细胞的生长包括两个方面,即细胞本身体积增大和细胞数量的增多。细胞生长的主要条件是合成代谢必须超过分解代谢。细胞体积的增大表现为细胞胞质成分的增多和体积的增大,细胞数量的增多涉及复杂的细胞分裂机制:

从细胞分裂为两个子细胞开始,至子细胞再分裂为止的这段时间,称为间期。从细胞分裂开始,至分裂为两个子细胞为止的这段时间,称为分裂期。上述整个过程为细胞周期。

一、间期

细胞进入分裂期之前先要经历 DNA 复制活动的三个阶段

1.DNA 合成前期

又称 G1 期。为 DNA 的复制准备必需的核苷酸、蛋白质和酶等物质。

2.DJNA 合成期

又称 S 期。核内 DNA 的合成和复制开始。

3.DNA 合成后期

又称 G2 期。诱发细胞进入分裂期的各种生物化学变化。

二、分裂期

又称 M 期。通常分为四个期,各期特点如下:

1.前期

染色体分为两条由相同的螺旋状丝组成的染色体单体,仅通过着丝点结合在一起。在前期末,核膜消失。

2.中期

中心粒移至细胞两极,染色体集中于纺锤体中段,形成赤道极。

3.后期

标志是两条姊妹染色体在着丝粒的位置开始分离,移向细胞两极,以保证每个子代细胞得到相同的染色体。赤道极部位的细胞膜出现绞窄。细胞浆开始分裂。

4.末期

染色体进入两极,新的核膜形成,并出现细胞核。与此相似,细胞浆也分离至完全分开而形成两个子细胞。

细胞分裂具细胞繁殖的一种表现形式,其分裂频率也很不一致。一般说来,细胞分裂频率高的细胞,大都属于分化低的细胞;反之,分化频率低的细胞,大都属于高度分化的细胞。

第四节　细胞的分化、衰老和死亡

一、细胞的分化

分化是指由幼稚细胞演变为成熟细胞的全过程,也是细胞从低级向高级阶段发展的过程,胚胎细胞属于幼稚细胞,彼此形态和功能相似,但具有多向性分化潜能。随着细胞增殖的同时,细胞的形态和功能逐渐出现差异,最后形成形态和功能互异的细胞。在成人体内仍保留一些幼稚细胞,它们的分化大都有定向性,如造血细胞,常把这类细胞称为干细胞。在形态上,幼稚细胞都有一个较大的细胞核,着色稍浅,有明显的核仁,胞浆含有较丰富的 RNA,而易被碱性染料着色。

二、细胞的衰老和死亡

细胞的死亡类型主要有两种:(1)由生存中的损耗所引起,那通常由等量的细胞来进行更换和补充。(2)由正常生长和分化所引起,并作为发育的一个过程而存在,常先表现为细胞的衰老。细胞的衰老主要表现为代谢活动降低,生理活动减弱和形态结构异常。衰老的细胞体积变小,称萎缩。此时细胞核变小,着色变深,结构不清,核仁消失,胞质相对增多,核浆比例发生改变,胞浆呈凝胶状,并常出现空泡和脂滴。

当衰老细胞濒于死亡时,细胞内部结构更趋模糊不清,胞核浓缩成致密块状(称核固缩),最后破碎为大小不等的碎片(称核碎裂),染色质溶解(称核溶解),整个细胞解体死亡。

第五节 细胞的应激和运动

应激是细胞对外界因素或刺激发生反应的一种能力。不同类型细胞的应激反应不同,如对细茵和生物刺激可引起吞噬细胞的变形运动和吞噬活动,受抗原刺激后,浆细胞可产生抗体等。

细胞的运动如细胞机能活动的一种主要表现方式。其中有些运动形式属于应激性质,如单核—吞噬细胞受外界刺激后所产生的变形运动,其速度与细胞自身的营养和功能状态以及温度等因素有关;另一种属细胞内的运动现象,如胞核在胞质内的漂移,胞质中的颗粒和线粒体等的浮动等。

第三章 脑脊液细胞的动力学和功能

第一节 脑脊液细胞的动力学

正常人的脑脊液中无红细胞。白细胞极少,成人为$(0\sim8)\times10^6$/L,儿童为$(1\sim15)\times10^6$/L,主要为单个核细胞,淋巴细胞与单核细胞之比为 7 : 3,在个别情况下还可见到一些粒细胞。这些细胞构成了正常脑脊液的主要细胞成分。

在正常情况下,这些细胞数很少,但是在病理情况下,脑脊液细胞可迅速增加,并出现各种激活状态的细胞,另一方面也反映了脑脊液细胞在各种疾病状态下的作用。

一、脑脊液细胞的来源

长期以来,人们对脑脊液细胞的来源知之甚少。但近 20 年来由于同位素标记、免疫膜标记以及电子显微镜技术在脑脊液细胞学研究中的应用,人们对脑脊液中细胞的来源才得到了进一步的认识。目前基本明确,构成正常脑脊液的两种细胞成分(即淋巴细胞和单核细胞)的来源有两种:一是血源性的,二是本身的细胞分裂,而主要来源是前者。

1. 血液来源的脑脊液细胞

（1）淋巴细胞

Cohen 等（1967）应用直接免疫荧光技术发现多发性硬化患者脑脊液中的淋巴细胞表面有 IgG 及 IgA 的合成，说明这些细胞正是来自骨髓的 B 淋巴细胞。Schwarze（1973）从组织形态学和酶组织化学特点比较了人体外周血中淋巴细胞与人脑脊液中小圆细胞，认为它们属于同一类型。但 Goasguen、Sabouraud（1974）以及后来的许多学者均发现"正常"或病理性脑脊液细胞并非仅为 B 淋巴细胞，而且还有数目不等的 T 淋巴细胞，后者是从胸腺衍生而来的。脑脊液中淋巴细胞具有同外周血同类细胞相同的膜标记和膜抗原，从而从免疫学的角度证明脑脊液中淋巴细胞和外周血中同类细胞具有共同的起源。

（2）单核细胞

关于单核细胞，早年几乎所有学者均认为它们是起源于脑的软膜组织。是软脑膜间质的增生，因为一些实验性研究证实脑脊液细胞与局部间质的形态学、酶化学以及功能上很相似。后来一些学者认为脑脊液单核细胞兼备两种来源：一方面是来自血液单核细胞的移行，另一方面是局部软脑膜细胞的增生。

近年来大量的实验证据已证实脑脊液中单核细胞是血源性的。Oehmichen、Gruninger（1974）给实验性病毒性脑膜炎动物输入同位素标记的血细胞后，发现其蛛网膜下腔可出现相同的放射性血细胞，包括粒细胞、淋巴细胞、单核细胞等。同时，也发现同位素标记的软膜细胞、内皮样细胞，偶见蛛网膜细胞以及蛛网膜小梁细胞。这说明这些细胞均是血源性的单核细胞。Oehmichen（1975）证实人脑脊液的单核吞噬细胞和家兔软膜小梁的细胞均有单粒细胞的膜特征，即用免疫学的方法测定人脑脊液单核细胞表面膜受体的位置,发现脑脊液单核细胞和外周血单核细胞一样具有补体受体和 IgG 受体,而软膜和蛛网膜细胞缺乏这种受体。这为证明脑脊液单核细胞是起源于血行提供了免疫学的证据。

（3）浆细胞

文献中对脑脊液中浆细胞的来源也有不同看法。许多学者认为浆细胞源于局部网状细胞,最近特别是免疫学研究的进展,已明确浆细胞为 B 淋巴细胞的终末细胞,即产生免疫球蛋白的细胞。加上正常间叶脑膜间叶组织中没有浆细胞这一事实,可以明确这些细胞亦来源于骨髓,它们是小淋巴细胞在抗原刺激后转化而来的。

2. 脑脊液细胞的分裂

免疫标记、同位素以及动物和人体内的实验证明,在正常情况下脑脊液单核细胞罕见有丝分裂,而淋巴细胞丝状分裂则更为少见。但在病理情况下,在自身和外来抗原的刺激下,则这些细胞的有丝分裂增强,细胞自身增生同样增快。单核吞噬细胞的增生主要见于非特异性刺激反应,例如腰穿和气脑造影。

总之,根据最新研究可以确定脑脊液中的单核细胞,淋巴细胞和浆细胞均是由外周血移行而来,其中 B 淋巴细胞为直接从骨髓衍生,而 T 淋巴细胞则要再经过胸腺才能分化成熟为 T 淋巴细胞。在从胸腺向外周血衍生过程中(表 3-1),根据成熟程度不同其表面抗原性也不断变化,在 T 淋巴细胞分类时可根据表面抗原不同,用单克隆抗体进行 T 细胞亚类的检测(图 3-1)。

在病理情况下,脑脊液细胞增多则是由于:①淋巴细胞和吞噬细胞在病理状态下增生率增高;②是血脑屏障破坏而使这些细胞移行加速所致。

其他正常脑脊液细胞可根据不同的形态学区分为脉络丛细胞、室管膜细胞、蛛网膜细胞等。这些细胞均源于局部组织。

表 3-1 脑脊液主要细胞的分化和移行

第一级 骨髓	淋巴母细胞 小淋巴细胞 ↓		前单核细胞 单核细胞 ↓
第二级 原始淋巴器官	→胸腺 B 细胞 ↓	T 细胞 ↓	单核细胞 ↓
第三级 蛛网膜下腔	小淋巴细胞 ↓ 浆细胞	小淋巴细胞 ↓ 效应细胞	激活型单核 样细胞 ↓ 巨噬细胞

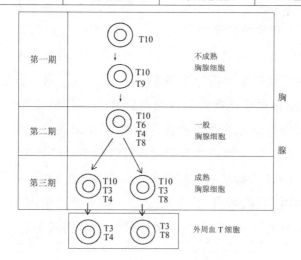

图 3-1 T 淋巴细胞的成熟和表面抗原性的演变

二、脑脊液细胞的消失

关于脑脊液细胞如何消失。主要有以下三种假说：

1. 在脑脊液腔内细胞自行变性

在脑脊液细胞研究的早期阶段，许多学者发现在脑脊液标本中常见有较多的细胞坏死、自溶、变性，提示脑脊液和血浆不同，前者可加速细胞变性和抑制细胞活动。后来一些学者发现，脑脊液标本中变性细胞的出现，是由于细胞标本刺备的影响，这一见解曾获进一步证实。然而，应用相差显微镜、吞噬实验以及荧光技术等检查脑脊液中所有细胞活动，可以排除因单纯穿刺操作引起细胞溶解的可能性。

有些征象提示细胞在体内变性，例如病理状态下常见红细胞、淋巴细胞、单核样细胞等被吞噬细胞吞噬的现象，而这一现象只有在被吞噬细胞表面出现类似体细胞的生理衰老改变时见到。这种吞噬现象亦偏见于气脑造影的标本。还有一种观点支持体内细胞溶解作用。即在气脑造影时，注入 10mL 空气后（有时甚至未注气）可发现脑脊液细胞中有裸细胞，甚至难分类，这些细胞很可能就是体内已变性的细胞。因为在腰椎穿刺后立即用甲醛固定的脑脊液标本中，仍可发现个别细胞核折裂，胞质空泡化的细胞。

2. 经血液移行

Scheid（1941）提出脑脊液消失是经血液或淋巴系统移行的，并认为脑脊液中的脑脊液细胞停留时间只有数小时。

3. 经淋巴系统引流

Scheid（1941）在提出脑脊液细胞消失是经血液移行的同时，也提出了经淋巴细胞移行的可能性，特别提出联结蛛网膜下腔与局部淋巴结的淋巴管,即脑脊液细胞的淋巴循环系统。但Alksne(1972)成功地完成了脑脊液细胞的实验性研究,并不支持淋巴引流的学说。他的实验研究发现,脑池内注射 51Cr 标记的红细胞在外周血中被证实(48h 内为 25%,72h 内为16%),而颈淋巴结和颈淋巴管的淋巴管的淋巴组织内不能发现。

但 Arnold 等于脑池穿下注入 Yoshide 内瘤细胞后发现颈淋巴结发生内瘤样病变,认为这便是细胞通过淋巴管移行的证据。然而他们没有排除瘤细胞沿血管周围隙成神经周围隙增生的可能性。其他组织学者曾以 3H–DFP 标记的腹膜巨细胞作脑内和池内注射,一小时后发现颈淋巴结即有标记细胞。

根据上述统计资料,脑脊液中细胞的消失可有三条途径——局部变性、移行于血管、通过淋巴管引流。但尚不能明确在正常或病理时以哪种为主。不过近来 Oehmichen(1983)指出,脑脊液细胞多倾向是通过淋巴系统引流的。

第二节　脑脊液细胞的功能

1933 年 Bannwarth 认为吞噬细胞的吞噬作用是脑脊液细胞的唯一功能。40 年后,Bischoff 则指出,脑脊液细胞在体液免疫和细胞免疫反应中起重要作用。支持这一观点的证据越来越多,各类细胞的功能才能以阐明。

一、淋巴细胞

淋巴细胞是一种重要的免疫活性细胞,主要由 T. B 淋巴细胞两大亚群和各自的亚类构成,这些细胞既有独自的功能又可相互作用(图 3-2)。正常人外周血中的 T 细胞占 70%左右,而

B 细胞占 30%左右。

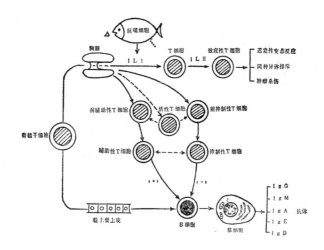

图 3-2　淋巴细胞的起源、分化、亚群及相互作用示意图

(一)B 淋巴细胞

B 淋巴细胞是体液免疫的主要介导细胞,能对特异性抗原刺激作用起反应,合成和分泌抗体,担负着体液免疫功能。抗原刺激后,在 T 细胞的调节下进行分化增殖,才能形成抗体产生细胞。在形态上,它们可具有多种形态,典型的是浆细胞及其未成熟型。浆细胞可分泌 IgG、IgA、IgM、IgE 和 IgD 等免疫球蛋白(图 3-2)。此外,B 细胞中还有一类记忆性细胞,它对记忆性抗体反应的迅速发生是极为重要的,关于有无调节性 B 细胞尚有争议。

脑脊液中出现抗原体反应的病理状态下,无疑有更多的免疫活性细胞移行,致敏细胞进行分裂并可转化为抗体产生细胞。这种细胞的存在可由直接免疫荧光技术证实,其功能与身体其他部位的同名细胞也相同。

(二)T 淋巴细胞

T 淋巴细胞又称胸腺依赖淋巴细胞，在细胞介导的免疫反应中起着重要作用。主要担负着细胞免疫功能。T 淋巴细胞的功能性亚群如下：

T 淋巴细胞

调节性 T 细胞

  辅助性 T 细胞(TH)

  抑制性 T 细胞(TS)

效应性 T 细胞

  迟发性超敏反应 T 细胞(TDTH)

  细胞毒性 T 细胞(TK)

T 淋巴细胞主要亚群的功能为：

1. 辅助性 T 细胞(TH)：诱发和扩增 B 和 T 淋巴细胞的免疫反应。

2. 抑制性 T 细胞(TS)：抑制 B 和 T 淋巴细胞的免疫反应。

3. 迟发性超敏反应 T 细胞(TDTH)：通过产生趋化性淋巴因子，参与对颗粒抗原和可溶性抗原发生抗微生物和接触性过敏反应调节。

4. 细胞毒性 T 细胞(TK)：通过接触杀伤靶细胞，如对病毒感染细胞的细胞溶解作用，对真菌和细胞内细菌感染的免疫调节等。

上述每一亚群的 T 淋巴细胞既参与迟发型变态反应，又参与细胞免疫调节。近来不少研究也证实，在某些神经系统免疫性疾病或感染性疾病时，有某些特异的 T 淋巴细胞亚类参与自身免疫或免疫防御作用，这些 T 细胞亚类可在脑脊液的 T 细胞研究中得到证实。

总之,脑脊液中的淋巴细胞与其他部位相同,它们处在不断更新之中,其主要功能是参与中枢神经系统的免疫反应和免疫防御。

二、单核吞噬细胞

单核吞噬细胞的功能与淋巴细胞有所不同,以前认为其简单的区别在于前者是吞噬作用,后者是免疫反应,但目前已基本明确,人类单核细胞具备如下功能:

(一)吞噬功能

是单核吞噬细胞最主要的功能。其吞噬作用非常活跃,可吞噬杆菌、病毒、抗原抗体混合物以及很多有机或无机物质。还因其有丰富的胞质,故常吞噬较大的物质(如整个细胞、矿物质等)。单核吞噬细胞的吞噬过程可归纳如下:

1. 趋化　当病原体损伤脑组织时,二者均可产生一系列趋化因素,如细菌趋化因子、巨噬细胞趋化因子、巨噬细胞趋化因子等,它们能分别或同时与单核吞噬细胞表面的受体相结合,它们能分别或同时与单核吞噬细胞表面的受体相结合,使单核吞噬细胞向受刺激的部位游走和集中。

2. 吞噬　当单核吞噬细胞游走至病原体或其他异物临近部位并与之密切接触时,通过其受体与被吞噬物的结合,它的表面即出现活跃的阿米巴样运动。巨噬细胞与被吞噬物在某点附着,逐步向四周中扩展,形成套状薄膜,最后套囊从两端向顶部汇合,形成一个密封的囊,被吞噬物即被封入细胞内,整个过程仅需 1min。

3. 消化

被吞噬物特别是细胞进入吞噬细胞后，一般有三种变化过程：

①大部分经细胞内酶及其他物质的作用,被杀灭及消灭。

②少数可与巨噬细胞共存,甚至在细胞内生长繁殖。

③被吞噬细胞(细菌)与巨噬细胞同进被破坏、死亡,残存物被其他巨噬细胞再吞噬。

受损脑膜,脑组织在修复和机化时,单核吞噬细胞可将细胞残渣、髓鞘、变性的胶原纤维移除。细菌、真菌、病毒等感染对病原体的吞噬和分解仍是这种细胞重要功能。尽管嗜中性粒细胞,可暂时进入脑脊液腔,但单核细胞可长期存在于脑脊液中,而嗜中性粒细胞可很快消失。

(二)免疫调节功能

近年来在免疫反应的研究中,对单核吞噬细胞参与免疫反应的重要性也越来越受到重社。而其中更引人注目的是其免疫调节作用。现已知有以下几方面的作用：

1. 贮存处理抗原性物质　人脑脊液中的单核—吞噬细胞可将细菌、病毒、异物及某些大分子物质吞噬,随之分解、吸收,将某些抗原性物质保留下来,使之纯化,从而起到贮存抗原的作用。同时它可能使这些抗原与吞噬细胞内的 RNA 相结合。

2. 作为一种抗原介导的细胞输送抗原　在免疫反应中单核吞噬细胞作为一种介导细胞,将抗原输送到辅助性 T 淋巴细胞的相应受体上,如 IgGFc,补体 C3 等,随后淋巴细胞释放一种抗原特异性信号,而此种信号导致 B 淋巴细胞产生相应的抗体。在中枢神经系统迟发性超敏反应中,单核吞噬细胞亦有抗原介导细胞的作用。

3. 作为一种辅助性细胞,促进 T 淋巴细胞的激活和增殖,一旦 T 淋巴细胞被激活和增殖,一方面可释放淋巴素(MIF)等进一步作用于吞噬细胞,而其本身还释放 IL-2,作用于辅助性 T 淋巴细胞。

4. 维持不同种类调节性 T 淋巴细胞之间的平衡

在中枢神经系统免疫反应中,不仅有加强免疫反应的辅助性 T 淋巴细胞,而且还有一种抑制性 T 淋巴细胞参与。

(三)分泌功能

单核吞噬细胞作为一种分泌细胞而具有分泌作用。目前已知吞噬细胞可分泌 50 多种物质(表 3-3)。有的参与炎症反应和迟发性变态反应,有的则参与细胞间相互调节和机体的防御,这些物质的分泌有的是在常态刺激下产生的,有的则通过特殊受体刺激而产生。

表 3-2 脑脊液主要细胞的分化和移行

酶	氧的反应性代谢产物
中性蛋白酶	过氧阴离子
纤维蛋白溶酶原激动剂	过氧化氢
金属依赖性弹力酶	生物活性脂
胶原酶(间质胶原特异的)	前列腺素 E2
胶原酶(对细胞固胶原特异的)	6-酮前列腺素 F2
其他	西栓素 B2
溶酶体	白三烯 C
脂蛋白脂酶	12 羟化二十碳四烯酸
精氨酸酶	其他
甙类酶	核苷酸代谢物
磷酸酶	CAMP
脂酶	胸腺嘧啶
其他	尿嘧啶
血浆蛋白	尿酸

α2-巨球蛋白	调节细胞功能的因子
纤维联结素	白细胞作用素 I
转钴维生素	血管生成素
阿朴脂蛋白酶 E	干扰素
凝血酶	促增生因子
组织凝血酶	成纤维
V 因子	内改细胞
VⅡ因子	T、B 细胞
Ⅸ因子	髓细胞前身
Ⅹ因子	抑制增生因子
补体成分	肿瘤细胞
C1、C3、C4、C5	其他
备解素	
β 因子	
D 因子	
C3 灭活物	
β1H（C3 灭活物加速剂）	

三、嗜中性粒细胞

嗜中性粒细胞也是骨髓衍生的细胞。成熟的嗜中性粒细胞是终末细胞，外周血半衰期仅为 6~7h。它们在宿主抗感染中起着重要作用。在许多中枢神经系统感染中，嗜中性粒细胞首当其冲作为杀伤或效应细胞。在血脑屏障被破坏的情况下，多数于 2~3h 内出现在脑脊液中。嗜中性粒细胞的主要功能分为两个方面：

（一）趋化作用

嗜中性粒细胞对炎症刺激可产生定向运动，这是由于趋化因子作用的结果。许多因素影响嗜中性粒细胞的化学趋向活性：

①细菌成分的低分子因子直接作用于嗜中性粒细胞。

②由于组织的破坏,白细胞或细菌释放的酶激活补体,使 C3、C5 裂解,形成补体衍化的因子。

③白细胞衍化的趋向物质,包括嗜中性粒细胞本身,吞噬细胞及淋巴细胞暴露于非特殊性物质。

④凝血氧化脂质以及激肽合成过程中的产物如缓激肽等。

嗜中性粒细胞趋化作用是一种定向运动。它需要有黏附血管壁,然后伸出伪足,通过阿米巴变形运动再向趋化因子处移动,为吞噬创造条件。

(二)吞噬和杀菌作用

摄取和消化微小器官是嗜中性粒细胞的功能之一。嗜中性粒细胞也能吞噬其他细胞(红细胞、白细胞、结晶体)和大量有机物质。

当细菌附着在粒细胞膜上,该部分的细胞膜内陷,将细菌吞噬至细胞内,杀灭细菌需要在 H_2O_2 的条件下完成。当吞噬体形成以后,细胞浆中的颗粒接近吞噬的包膜,使颗粒内容物质进入吞噬泡中。然后嗜中性粒细胞通过一系列代谢变化,形成在细胞内杀灭细菌的一个系统。H_2O_2 的产生是为细菌吞噬后灭菌的关键步骤。嗜中性粒细胞内的溶酶体内的水解酶再将已杀灭的细菌加以消化。

四、嗜酸性粒细胞

嗜酸性粒细胞来源于骨髓,其主要功能如下:

(一)吞噬和杀菌作用

作用不如嗜中性粒细胞强。可吞噬细菌、抗原抗体复合物及带抗体的红细胞等。其消化吞噬物质的过程中与中性粒细胞相似,但其杀菌作用较弱。

（二）调节变态反应

嗜酸性粒细胞常与变态反应相伴存在。在变态反应中，嗜碱性粒细胞或肥大细胞释放嗜酸性细胞趋化因子 A 和 C，可将嗜酸性粒细胞吸引到变态反应的炎症区。在反应期间，嗜酸性粒细胞可释放芳香基硫酸酯酶和组胺酶。它们可分别消除变态反应的重要活性物质：慢反应物质和组胺。

（三）抗寄生虫免疫

嗜酸性细胞在抗寄生虫感染中也有很重要的作用。如在寄生虫感染时，寄生虫作为抗原被机体 IgG 所致敏，激活补体，此时肥大细胞释放嗜酸性粒细胞趋化因子，大量的嗜酸性粒细胞便应召而来，在病变处聚集，通过加强补体受体而达到嗜酸性粒细胞杀灭寄生虫活性的目的。

第四章　脑脊液细胞的类型、
形态特征及其临床意义

脑脊液细胞的数量少、种类多,形态各异,变化较大。有些细胞虽与血细胞相似但又不全同。故在临检中能否准确识别其形态特征和了解其意义实为关键。为此,特将正常和异常脑脊液中各种常见细胞的形态特征及其临床意义分述如下。

第一节　正常和异常脑脊液中常见细胞的类型

过去由于未能真正认识脑脊液中各种细胞的来源和功能,致使脑脊液中各种细胞分类的命名很不统一,未形成一个统一的,公认的分类。各实验室采用不同的分类和命名,这样既造成了名词上的混乱,分类上的繁杂,同样给相互交流和临床实验的比较带来不便,对脑脊液细胞学的诊断也常带来一定的影响。近 20 年来,由于脑脊液细胞起源的澄清,以及对各类细胞结构和功能的了解,特别是细胞超微结构的了解,国外 Oehmichen（1975）、Fishman（1980）、伊藤（1982）,国内侯熙德（1985）,栗秀和孔繁元（1989）等相继提出了正常和异常脑脊液细胞的分类和命名。根据多年的实践并参考上述学者的脑脊液细胞分类,结合脑脊液各种细胞的形态学特征,细胞功能和方便临床诊断,提出如下脑脊液细胞分类法。

一、圆细胞（免疫活性细胞）

1. 淋巴细胞：小淋巴细胞

中淋巴细胞

大淋巴细胞

2. 激活淋巴细胞：转化型淋巴细胞

大淋巴样细胞

脑样细胞

3. 浆细胞

二、单核—吞噬细胞

1. 单核细胞

2. 激活型单核样细胞

3. 吞噬细胞

三、巨细胞

1. 良性巨细胞

2. 肿瘤性巨细胞

四、粒细胞

1. 嗜中性粒细胞

2. 嗜酸性粒细胞

3. 嗜碱性粒细胞

五、脑脊液腔壁细胞

1. 脉络丛细胞

2. 室管膜细胞

3. 蛛网膜细胞

六、肿瘤细胞

1.中枢神经系统原发性肿瘤细胞

2.转移性肿瘤细胞

3.白血病细胞

4.淋巴瘤细胞

七、污染细胞

1.骨髓细胞

2.红细胞

八、其他细胞

1.退化细胞

2.皮肤细胞

3.裸核细胞

4.神经元细胞和神经胶质细胞

第二节 正常和异常脑脊液中常见细胞的形态特征及临床意义

一、免疫活性细胞

本节分类的免疫活性细胞(Immuno competent cell)主要包括小淋巴细胞及其衍生的细胞,如转化型淋巴细胞(Tranformed lymphocytes)、淋巴样细胞(Lymphoid cells)和浆细胞(Plasma cell)。

正如前章所述,淋巴细胞是免疫反应的重要的介导细胞,在免疫调节、体液和细胞免疫效应中起着极为重要的作用。淋巴细胞在抗原刺激后,可出现多种形态学的改变,在细胞学上表现各种各样,可以从一种形态过渡到另一形态。细胞学的分类尽管力求细致,但仍是人为的。

小淋巴细胞见于正常脑脊液中,转化型淋巴细胞和浆细胞均为病理性细胞。成熟的浆细胞是 B 细胞的终末细胞,为体液免疫反应即抗体反应的主要介导细胞,淋巴样细胞可能为未成熟的浆细胞,那所谓浆母细胞或免疫母细胞,但也可能是转化型 T 淋巴细胞,通常的形态学方法不能鉴别。不过近年来在传染性单核细胞增多症者外周面的研究中证实,许多异型淋巴细胞是 T 细胞。在多发性硬化以及病毒性脑膜炎或脑膜炎患者的脑脊液中,可以出现较多的典型的浆细胞。这与本病的脑脊液的体液免疫反应有关,因此时脑脊液中的免疫球蛋白亦升高。转化型和淋巴样细胞提示急性或亚急性炎症,它们之中一部分便是参与体液免疫反应的未成熟的浆细胞。此时尽管伴有单核吞噬细胞的显著增高,但也可能反映有迟发性变态反应存在。因为 T 淋巴细胞介导的迟发性变态反应可释放多种淋巴因子,其中包括多种与吞噬细胞有关的因子,如吞噬细胞武装因子、吞噬细胞游走细胞因子,而在迟发性变态反应中,吞噬细胞也起着重要作用。

1. 小淋巴细胞

小淋巴细胞的直径为 $4\sim8\mu m$,几乎与红细胞相同。胞体多呈圆形。核大呈圆形式蚕豆状,位置居中,占据胞体大部或全部。胞质量少似致颇似裸核,如可见,为淡蓝色,不含颗粒或有切迹。核浆比例较大,染色质致密成块,呈深蓝染色,有时可见假核仁,有时细胞被缩成煤球状(图 4-1)。细胞退变时,胞质中含空泡或灰质块,早见核浓缩,当玻片有尘粒污染时常见细胞浓缩并变为黑色,小淋巴细胞细胞不表现丝状分裂。

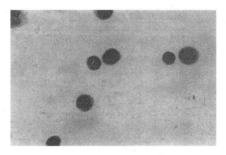

图 4-1 小淋巴细胞

诊断意义：小淋巴细胞为正常人脑脊液中的主要细胞（平均为 70% 左右），无特殊的病理意义。当脑脊液细胞总数增多，比例失调，或许有病理性细胞，如粒细胞、激活淋巴细胞、吞噬细胞和浆细胞时，则有诊断意义。小淋巴细胞增多，比例失调可见于中枢神经系统感染和非特异性脑膜刺激反应。其大小与正常情况下所见者并无区别。

2. 大淋巴细胞

偶见于正常脑脊液。胞体较小淋巴细胞稍大。胞浆稍多，染淡蓝色，胞粒稍大，染色质着色比小淋巴细胞稍浅，胞质中可见少量圆形，周边整齐的嗜天青颗粒（见图 4-2）。

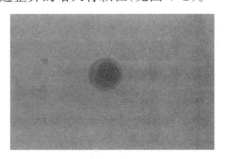

图 4-2 大淋巴细胞

大淋巴细胞实际上是一种免疫母细胞，系由小淋巴细胞被激活转化而成的。大淋巴细胞增多见于中枢神经系统感染和非特异性脑膜反应。

3. 激活淋巴细胞

（1）转化型淋巴细胞

转化型淋巴细胞是指小淋巴细胞受抗原刺激后转化而成的。细胞形态不规则，可见伪足形成，胞膜粗糙，不完整，直径一般大于 10μm。胞质嗜碱性，无颗粒。核呈圆形，常有切迹，粒膜清楚。染色质较稀疏，呈网状，可见 1~2 个核仁，少见有丝分裂（见图 4-3）。

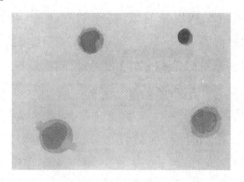

图 4-3　转化型淋巴细胞

转化型淋巴细胞多见于细菌性脑膜炎（特别是恢复期），病毒性脑膜炎、结核性脑膜炎、脑脓肿、多发性硬化、脑梗塞和蛛网膜下腔出血等。

（2）淋巴样细胞

淋巴样细胞一般由大淋巴细胞被抗原激活转化而成。其胞体和胞核均较大淋巴细胞为大，约为小淋巴细胞的 2~4 倍，胞质多，强嗜碱性，色深蓝。染色质稍增粗，着色稍深。在近核处周围有一明显但并非常见的圆形淡染区，称核周晕（见图 4-4）。

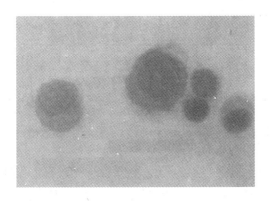

图 4-4 淋巴样细胞

淋巴样细胞增多可见于结核等中枢神经系统感染,以及脊髓造影,蛛网膜下腔出血,脑梗塞和脑肿瘤等情况,并常伴有明显的转化型淋巴细胞及浆细胞的存在。

(3)脑样细胞

为一种核大,浆少,核染色质致密,核被较深的凹陷分割成脑样外形的异型淋巴细胞（图 4-5）。具有辅助 B 淋巴细胞产生 IgM 的功能。

图 4-5 脑样细胞

在抗感染和肿瘤免疫中起重要作用。常见于病毒性脑炎、脑膜炎、脑肿瘤以及精神分裂症等。其功能失调时,可引起某些变态反应和自身免疫性疾病。故脑样细胞的出现对机体免疫功能的估测和某些免疫性疾病的诊断,可能具有某些辅助诊断意义。但其确切的临诊意义有待进一步论证。

二、浆细胞

由 B 淋巴细胞受抗原刺激转化而来,直径 8~12μm。典型的浆细胞胞浆丰富,呈均匀蓝色,一般较少见颗粒。有时胞浆内可见嗜酸性包涵体(称 Russell 小体)。胞核呈圆形,多明显偏位。染色质粗糙呈块状,有时呈典型的车轮状排列。在近核周处多可见一清晰的半圆形核周晕。有时可见伪足样浆突(图 4-6)。未成熟的浆细胞核大,胞浆明显嗜碱性,染色质疏松。偶见双核和多核浆细胞(图 4-7)。浆细胞分泌抗体后于胞浆内留有空泡,空泡多者称为泡沫细胞(图 4-8)。

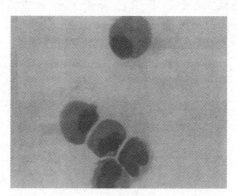

图 4-6 浆细胞

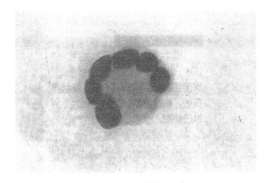

图 4-7　多核浆细胞

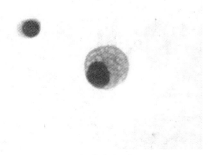

图 4-8　泡沫浆细胞

正常脑脊液中不存在浆细胞,它的出现必有抗原刺激。常见于中枢神经系统感染,尤以结核性脑膜炎、脑猪囊虫病和病毒性感染更甚。Sornans(1967),Greger、Wieczorek(1966)等发现多发性硬化者中 67%其脑脊液中有浆细胞、慢性和亚急性脑膜炎者占 59%。脑膜脑炎者(包括脊髓炎和脑脓肿)占 50%,神经梅毒者占 42%~52%,脑瘤者占 21%,脑软化者占 12%,脑萎缩者占 1%。

近来,有的学者发现在新生儿脑脊液中也有浆细胞,提示在新生儿期中枢神经系统局部免疫反应即已开始发生。

另外,还要提及的是,在多发性硬化者中,如果在细胞计数正常情况下脑脊液出现浆细胞则有助于明确多发性硬化的诊断。

三、单核—吞噬细胞

我们选择"单核—吞噬细胞"这一命名作为这类细胞的总称,是因为这类细胞均有吞噬功能。可分为以下三类:

(一)单核细胞

其形态与色泽与血中所见者相似。胞体较大,直径 12~20μm。胞核呈肾形、卵形、马蹄形、分叶状或笔架形,约占胞体的一半。染色质疏松、纤细、排列成网状。胞浆量多呈淡蓝色,有时可夹有空泡,并可见有多量嗜天青颗粒。细胞越年轻,胞体越趋圆形。(图4-9)

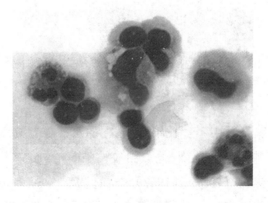

图4-9 单核细胞

许多资料表明,脑脊液中的单核细胞约占正常脑脊液细胞的30%~40%,和淋巴细胞的比例3:7或4:6。当比例倒错,绝对值增高伴有激活型单核细胞的增殖,或出现病理性细胞时,则有病理意义。提示多种原因引起的早期反应性改变或破坏性病变,例如脑挫伤、缺血性发作、出血、炎症或肿瘤邻近的组织

反应,也可见于一些中枢神经系统的变性病变如脊髓空洞症,
肌萎缩性侧索硬化征等。

(二)激活单核细胞

由单核细胞被抗原激活而形成。其特点是胞体和胞核变大而
不规则,胞浆淡蓝色和夹有大小不等的空泡,胞浆缘常有磨损
成具有多种形态的伪足样突起,胞浆缘破坏,似与细胞本体裂开,
胞浆内空泡融合后便呈戒指样细胞。核形态同单核细胞,核中
可见核仁,染色质较丰富,疏松呈网状,有时可见核仁。

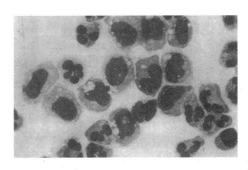

图 4-10 激活单核细胞

不管此细胞的发生机制如何,其出现常提示非特异性脑膜
刺激。在正常情况下,此细胞仅占 2%,相对或绝对增高时说明
有病理学意义,但在气脑造影过程中,做细胞学检查时,该种细
胞明显增高,可引起诊断上的困难,这实为间叶细胞局部剥脱
和受刺激之结果。激活单核细胞增多,可见于中枢神经系统变
性,炎性疾病,肿瘤和各种异物刺激等。

(三)吞噬细胞

吞噬细胞不是一个独立系统的细胞,而是被激活的单核细
胞吞噬异物后的一组细胞的总称,因其胞体和吞噬能力大致称

为大吞噬细胞。根据所吞噬内容物的不同分为：

1. 红细胞吞噬细胞

为吞噬一个或多个红细胞的一类吞噬细胞,此细胞在形态上不难辨认,胞浆中必须含红细胞,但须与空泡区别。当发现单核样吞噬细胞的表面附着较多红细胞时,常需怀疑为病理性红细胞吞噬细胞现象。由于吞噬细胞含 1 个或更多的红细胞,往往引起细胞肿胀呈巨细胞外观。首次腰穿标本中见到此种细胞时,应视为病理性,见于脑和蛛网膜下腔出血后 1~5d(图4-11)。当于初次穿刺后不久作重复穿刺时,常见红细胞吞噬细胞,而这种细胞出现的背景活动常为明显的血性脑脊液。

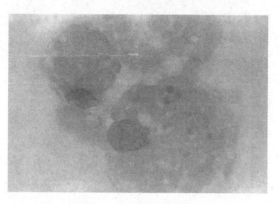

图 4-11　红细胞吞噬作用

2. 脂肪吞噬细胞(图 4-12)

为吞噬脂肪颗粒后的一类吞噬细胞。激活型单核细胞内的空泡多数为脂肪颗粒,因为脂质溶于酒精,留下的空隙就是空泡。脂肪吞噬细胞见于各种脑实质性损伤,如中枢神经系统外伤、缺血性坏死性液化,亦见于脑实质出血延伸至蛛网膜下腔数天后,偶见于家族性黑膜性痴呆,但不像典型的脂质沉积症。

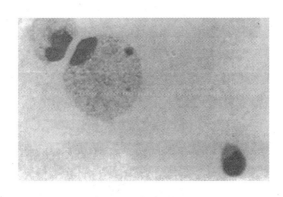

图 4-12　脂肪吞噬细胞

3. 含铁血黄素吞噬细胞

为吞噬含铁血黄素的一类吞噬细胞。含铁血黄素的来源有二：①脑脊液中红细胞溶解后释放出的含铁血黄素被单核细胞直接吞噬；②红细胞吞噬细胞胞浆内的红细胞经酶解后，血红蛋白分解生成的含铁血黄素和胆红素。所以含铁血黄素吞噬细胞的出现总是较晚。MGG 染色可将含铁血黄素染成数量和大小不等的黑色颗粒（图 4-13）。普鲁士蓝可将含铁血黄素中的铁质染成蓝色，而能与黑色素颗粒予以鉴别（图 4-14、图 4-15）。

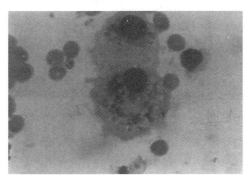

图 4-13　含铁血黄素吞噬细胞

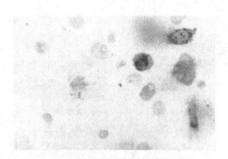

图 4-14　含铁血黄素吞噬细胞（普鲁士蓝染色）

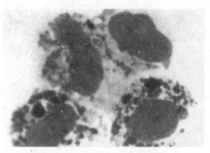

图 4-15　黑色素吞噬细胞

　　此种吞噬细胞多在蛛网膜下腔出血 5d 后出现。如果于发病后一周同时发现红细胞吞噬细胞和含铁血黄素吞噬细胞,则提示持续性或复发性出血。稍后也可在胞浆内见到含有黄色斜发体形晶体的胆红素吞噬细胞(图 4-16)。

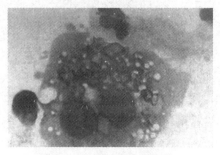

图 4-16　胆红素吞噬细胞

4.白细胞吞噬细胞

白细胞吞噬细胞根据不同的酵解产物而有数种形式,被吞噬的白细胞有粒细胞、淋巴细胞、单核细胞、巨噬细胞等。被吞噬的细胞在早期其形态清晰(图4-17),以后胞浆开始变性和胞核缩小、皱缩或分解成颗粒状分散于胞浆内。多种病理情况下所引起的淋巴细胞和粒细胞反应,在清除过程中,都可出现白细胞吞噬细胞。有时瘤细胞亦可被吞噬(图4-18)。

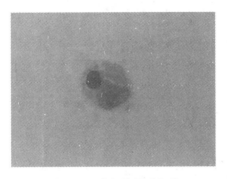

图4-17　白细胞吞噬细胞

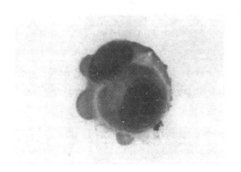

图4-18　瘤细胞吞噬细胞

白细胞吞噬细胞见于细胞坏死、外科手术、出血、淋巴细胞性和粒细胞性感染等的清扫过程,亦可见于临床神经系统正常者的气脑末段标本中。

四、巨细胞

巨细胞可由许多细胞类型产生。细胞体积甚大,可有双核和多核。

双核巨细胞常为转化型淋巴细胞或浆细胞之无丝分裂者,颅内肿瘤可见单核、多核或多倍体性巨细胞。多倍体核巨细胞常需疑及瘤细胞、多核巨细胞较常见,其核可呈 Langhans 型成 Reed-sternberg 型结构,也有像异物巨细胞的。这些特殊形式的巨细胞主要见于动物实验,罕见于人。多核巨细胞可由较宽的胞浆将各细胞核分开,可能它们是细胞簇,屡见于气脑标本中。

诊断意义:

临床神经系统正常者腰穿标本中不会有这种巨细胞,出现此细胞常提示非特异性脑膜激惹,故与激活型单核样细胞的意义相同。巨细胞可见于下列疾病:颅内肿瘤、蛛网膜下腔出血、脑挫伤、木片损伤、脊髓造影、婴儿脑积水分流术、软膜上皮样囊肿破裂,结节性硬化,特异性感染等。

五、粒细胞

1. 嗜中性粒细胞

嗜中性粒细胞在脑脊液中显示直径较小些,均 12μm,呈圆形,胞浆呈粉红色或淡粉分。其中布满多而细小,均匀一致的淡红色嗜中性颗粒。根据其发育情况,核可呈杆状或分叶状,常多分为 2~5 叶。胞核分叶越多,提示细胞愈老。

诊断意义:

正常脑脊液中不应有嗜中性粒细胞,但因腰穿时偶可发生难以避免的穿刺性外伤,致使脑脊液中可见嗜中性粒细胞的污染。此时脑脊液细胞计数大多正常，仅偶见几个嗜中性粒细胞可资鉴别。

　　嗜中性粒细胞增多提示粒细胞反应，主要见于脑和脑膜的细菌和病菌感染、脑外伤、脑血管病、椎管内药物注射，某些恶性肿瘤以及非特异性脑膜激惹等情况。在中毒等情况下，可见到嗜中性粒细胞内有粗大深染的红色颗粒即中毒颗粒，常表示此细胞处于濒死或死亡状态。嗜中性粒细胞在细菌性感染的急性炎症渗出期最为显著，早期以杆状细胞为主，很快转变为分叶较多的嗜中性粒细胞。

　　2. 嗜酸性粒细胞

　　形态上与血中同类细胞相似，胞体圆形，直径约 13~15μm。成熟的细胞核呈典型的双分叶状（眼镜架样）、豆状和八字排列，其间有细丝相连。染色质丰富，胞浆高度嗜酸性，浆内布满粗大而均匀的橘黄色或红砖色嗜酸性颗粒（图 4-19）。

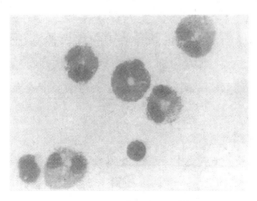

图 4-19　嗜酸性粒细胞

　　正常脑脊液中一般很难见到此类细胞，若出现嗜酸性粒细胞应认为是病理性的。除了个别神经系统正常者由穿刺外伤污染外。嗜酸性粒细胞增多最常见于猪囊虫等寄生虫病。某些病例可以在外周血嗜酸性粒细胞正常情况下，仅出现脑脊液嗜酸性粒细胞增高，从而为颅内寄生虫感染提供有力的证据。

3. 嗜碱性粒细胞

与血中同类细胞相似。胞体圆形，直径约 11~13μm。胞浆量少，呈淡红色，浆界不清楚。胞浆内可见较多大小不等和分布不均匀的深蓝色颗粒，且多覆盖于胞核上，常使核膜不清。

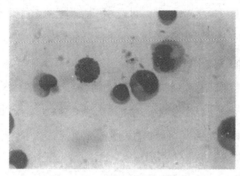

图 4-20　嗜碱性粒细胞

嗜碱性粒细胞在正常脑脊液中较难见到，但可见于炎症、异物反应、慢性粒细胞白血病和癫痫持续状态等情况。嗜碱性粒细胞表面有 IgE 表面受体，它们参与 I 型变态反应或细胞免疫反应。

六、脑脊液腔壁细胞

脑脊液腔隙包括两个系统即蛛网膜下腔和脑室系统，彼此交通。蛛网膜下腔覆有间叶组织，即蛛网膜细胞和软膜细胞；脑室壁外覆有以神经外胚层组织，即室管膜细胞和脉络丛细胞。脑脊液腔壁细胞为正常脑脊液中偶见的一类脱落细胞。

1. 脉络丛细胞和室管膜细胞

细胞较大易破碎,常成簇出现,胞体多彼此相连。核圆而致密,胞浆丰富呈灰蓝色或粉红色(图4-21)。二者的鉴别常较困难,故平时常合称为脉络丛室管膜细胞。一般说来前者的形态较一致和完整,细胞簇群较大;后者的形态欠完整和更易破碎,细胞簇群较小,核浓缩致密,胞浆更丰富。

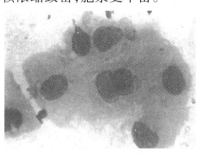

图4-21 室管膜细胞

此两类细胞常见于婴幼儿脑积水,脑室穿刺,气脑和脑室造影以及椎管内药物注射,但常无诊断价值。

2. 蛛网膜细胞

蛛网膜细胞又名间叶细胞或脑膜细胞。细胞常成簇出现,胞浆呈多呈灰蓝色,核卵圆形,可见核仁(图4-22)。

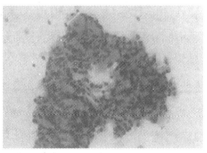

图4-22 蛛网膜细胞

见于气脑造影或腰穿的脑脊液标本。可能为穿刺针尖对蛛网膜的机械性损伤引起。

七、肿瘤细胞

肿瘤细胞的诊断是脑脊液细胞学检查的一个重要内容,脑脊液中常见的肿瘤细胞有 4 类,即原发性肿瘤细胞、转移性肿瘤细胞、白血病细胞和淋巴瘤细胞。前两者为实体性肿瘤;后两种为造血组织和淋巴细胞的恶性增生,形态上常与实体性肿瘤有较明显区别。

1. 原发性和转移性颅内肿瘤细胞

(1)一般标准

瘤细胞为异常细胞,正常人或感染病者脑脊液中不能发现。

(2)特殊标准,即肿瘤细胞的特征

①细胞本身的改变

细胞核增大　核浆比例失常,核的染色质增多。这主要是肿瘤细胞增生过程中,细胞质核的蛋白质合成旺盛明显超过胞浆,加之 DNA 含量增多的结果。

核的形态和结构异常　核形可变长,核的轮廓不整齐,核也可出现出芽或分叶等畸形怪状的恶性征象。在核内染色质分布不均,常常向核膜作离心性集结。还可出现多核或巨核细胞。后者可能是核分裂而细胞没有分裂,也可由于细胞融合而核未融合的结果。

核分裂的活跃,有异常的丝状分裂象　虽然个别良性细胞在增生旺盛的情况下,也可出现核分裂现象,但是这种分裂常为对称的。在肿瘤细胞丝状分裂相当常见,且可看到各种异常的丝状分裂,如多极丝分裂,不对称丝分裂,奇形怪状的丝分裂以及环状分裂等(图 4-23)。

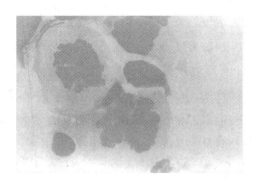

图 4-23　瘤细胞有丝分裂

胞浆的改变　可有胞浆色素颗粒，大的特殊空泡形成，前者可见于黑色素瘤，后者可见于中枢神经系统转移性腺瘤。

细胞大小形态不一。

②细胞与细胞间关系的改变

排列不整　在一些断片或一群肿瘤细胞中可看到彼此堆叠，失去排列的正规性。

细胞和细胞核大小不均一　在一群同样的细胞内，细胞和细胞核大小不均匀是肿瘤的重要特征。

细胞常成丛集状排列　这是转移性肿瘤常见到的一个特征。

③细胞学背景

在观察肿瘤细胞特征时，还应注意标本的背景活动，这对肿瘤的诊断特别是定性诊断是有益的。

2. 白血病细胞

如在脑脊液标本中一旦发现肿瘤细胞，诊断价值极大。

脑脊液中白血病细胞的形态、结构与周围血液和骨髓中所见者大致相同。镜检可发现某白血病细胞（如淋巴、粒、单核或其他)百分比数极度增高,且停留在原幼细胞,即原幼和早幼阶段的比例极度增高,伴少量成熟阶段的细胞。个别白血病细胞显示出由脑脊液环境所致的特有变化,如胞浆常有突起和空泡,可呈蜂窝状改变,以及核碎裂和染色质呈块状等。

脑脊液中的白血病细胞是诊断中枢神经系统白血病的重要依据,特别是对那些临床上的尚未出现中枢神经系统受损症状的患者更为重要。

3. 淋巴瘤细胞

淋巴瘤分为霍奇金病和非霍奇金病两大类。但仅以脑脊液细胞学检查对其进行分类极为困难,须结合临床资料和组织学观察才能做出准确的分类。一般来说,霍奇金病的细胞胞体大(约 $40\mu m \times 30\mu m$)。两个或数个胞核紧紧相连,核椭圆呈对影形式扭曲重叠,染色质疏松细致,核仁大,色深蓝,胞浆边界不清。霍奇金病的淋巴瘤细胞常大量成堆出现。细胞奇形怪状,胞核呈豌豆状,染色质增多聚集,核仁大而不规则。在脑脊液中发现淋巴瘤细胞是诊断中枢神经系淋巴瘤的可靠依据。

八、污染细胞

不管中枢神经系统有无病变,在脑脊液中可出现软骨和骨髓细胞,显然这是由于穿刺外伤影响椎体的缘故,无诊断意义。

1. 骨髓细胞

由于骨髓中的各型细胞均可出现于脑脊液中。当巨核细胞与各原始细胞一起出现时,鉴别不难。由穿刺损伤将其带入脑脊液中者,无诊断意义。

2. 红细胞

此种红细胞与血中红细胞基本相同,由腰穿损伤脊膜血管所引起。当脑脊液中同时见有嗜中性粒细胞存在时,应该格外注意嗜中性粒细胞与红细胞间的比值是否与周围血象中者相同,以确定有否病理意义。脑脊液中红细胞较嗜中性粒稳定,即便所有的有核细胞均已变性,红细胞都仍可识别。如因非污染所致者提示有脑出血或蛛网膜下腔出血等。

第三节 医源性脑脊液细胞的异常

一、重复穿刺

重复穿刺后脑脊液成分的改变是正常现象还是病理现象,这是经常遇到的问题。曾有报道腰穿后引起细胞总数(主要是单吞噬细胞)增多。还发现穿刺后 8~12h 有大量嗜酸性粒细胞,以后的 12h 内嗜中性粒细胞减少而单核吞噬细胞相对性和绝对性增高。

二、外周血污染

轻度穿刺外伤引起的外周血污染,并不产生诊断上的很大困难,但标本中红细胞褪色不清者便可能误诊。同时个别嗜酸性粒细胞成嗜中性粒细胞的出现往往引起诊断上的混乱。转化型淋巴细胞常见于蛛网膜下腔有较重的穿刺外伤。

三、气脑造影

差不多所有作者均报道气脑术后脑脊液总数明显增高,可达 $32 \times 10^6/L$,甚至 $\geq 700 \times 10^6/L$。而他们均发现细胞总数与气脑采取的脑脊液量有关。

气脑标本可见单核吞噬细胞有较大的形态学改变,此有助说明细胞的功能状态。该细胞附近可见脉络丛细胞、室管膜细胞和蛛网膜细胞等,这些细胞的比例相仿。从注气到发现这种细胞改变的时间之短确为惊人,提示这些细胞必为脑脊液腔中脱落的腔壁细胞。此时不见炎性细胞,仅见机械性影响引起的局部细胞剥脱。注气后 120min 可发现嗜中性粒细胞,表示粒细胞反应最早也应在此期后发生,气脑标本中除了单核细胞和脉络丛细胞等以外,常见裸核细胞。儿童躁动不安下作气脑时可发现裸核细胞。

四、脊髓造影

脊髓造影注入造影剂时引起的脑脊液改变与气脑造影所见相同。注入油剂造影剂较腰穿注入水溶性造影剂所引起的质变更为明显。

五、神经外科手术

肿瘤切除或其他神经外科手术后的脑脊液因炎性反应使其分类困难。手术后头 4d 见较多的多形核白细胞、淋巴细胞、单核巨噬细胞,以及见激活型单核样细胞和吞噬细胞(含铁血黄素、粒细胞)增高。

非交通性脑积水作分流手术的细胞学应视 为异物反应性改变。儿童脑分流手术后的细胞数增多,主要为淋巴细胞、单核吞噬细胞、巨细胞。

第五章　脑脊液细胞检查方法

第一节　脑脊液标本的收集

脑脊液标本可根据病人当时的病情和需要,具体采用下述方法进行收集。

一、腰椎穿刺术

腰椎穿刺术是通过腰椎间隙进行腰部脊髓蛛网膜下腔穿刺,收集脊髓蛛网膜下腔脑脊液标本,供脑脊液细胞学检查最常用的一种穿刺技术。

（一）适应证

1. 无明显颅内高压的颅内占位性病变,做腰穿以了解其压力高低和蛋白含量。

2. 鉴别脑震荡、脑挫裂伤和颅内血肿。有蛛网膜下腔出血者,可用作诊断、减压及引流治疗。

3. 出血性脑血管病与缺血性脑血管病的诊断和鉴别诊断,以利于拟定治疗方案。

4. 中枢神经系统感染性疾病、脱髓鞘疾病和变性疾病的诊断和鉴别诊断,为临床提供资料。

5. 颅脑手术后检查颅内压及出血情况。

6. 脊髓病变,进行脑脊液动力学检查,以明确脊髓腔有无梗阻及梗阻程度。

7. 特殊检查,如脊髓造影、气脑造影和核囊脑池扫描等。

8. 用于椎管内注射药物。

9. 某些原因不明的昏迷、抽搐等疾病的鉴别诊断。

(二)、禁忌证

1. 病情危重,体位变化有可能影响呼吸道通畅和生命体征者。

2. 全身性败血症,穿刺部位的皮肤,皮下组织或椎骨有感染灶,疑有腰段硬脊膜外脓肿均不宜进行,以免将感染原带入中枢神经系统。

3. 已出现较明显的颅内压增高征象者(如颅内占位病变特征是后颅凹占位病变等),因腰穿可引发或(和)加剧脑疝,引起呼吸甚至心搏骤停。

4. 高颈段脊髓肿物或脊髓外伤急性期者,因腰穿抽取脑脊液可加重脊髓受压,导致临床症状的加重,甚至引起呼吸、心搏骤停。

5. 脑脊液鼻漏或耳漏者。

6. 凝血机制有缺陷和有出血素质者。

7. 对普鲁卡因麻醉药过敏者。

8. 未做神经系统检查,特别是未做眼底检查者,禁作腰穿。

(三)操作方法

1. 体位　正确与否,常为穿刺能否成功的重要环节。除作气脑造影时采用坐位外,一般均采用侧卧位。病人取侧卧位,躯体紧靠床沿,头前屈和双膝屈曲抵向腹部便背呈虾弓状,双侧肩胛和腰背部与床面保持垂直。

2. 穿刺点选择 通常先选第 3~4 腰椎椎间隙(两侧髂嵴最高点的连线上)为进针点;如该处骨性标迹不清晰和估计穿刺有困难时也可选在第 4~5 腰椎或第 5 腰椎至第 1 骶间隙处,但最高不得超越第 2~腰椎椎间隙。

3. 消毒和麻醉 穿刺部位经常规消毒后,铺以洞巾,进行确实的皮肤、皮下组织及脊椎棘间韧带的逐层局部麻醉(一般用 2%普鲁卡因)。

4. 穿刺方法 术者持腰椎穿刺针(通常用 19 或 20 号针)沿腰部正中线从所选脊椎间隙的上下两棘突间处刺破皮肤,进入皮肤后将针体与腰部垂直、针尖稍偏向头侧慢慢推进,成人进针约 4~6cm(小儿的 3~4cm)时,即可穿破硬脊膜(可有轻微的落空感)而达脊髓蛛网膜下腔。缓缓拔出针芯,如见有脑脊液流出,即提示穿刺成功。

5. 测压 以测压管紧接针柄进行脑脊液压力测定。测压时令病人全身放松、头部伸展,以免颈静脉受压和导致脑脊液压力的升高。如测压管中的脑脊液液面随呼吸、脉搏和腹部加压波动明显者表明穿刺针的针尖位置正确。待测压管中的脑脊液液面平稳后,读数并记录其压力(初压)。

6. 收集脑脊液 测压完毕按需要缓慢放出脑脊液 3~4mL,分别置于 3~4 个消毒过的小瓶(管)中送检,一般常规脑脊液细胞学检查仅需 0.5~1.0mL 脑脊液足矣。若脑脊液初压过高则不宜放液。仅取其测压管内的脑脊液送检即可。

7. 拔针 留够送检的脑脊液后,重复测定脑脊液压力(终压)以便与初压比较。然后将穿刺针针芯置入针管内并迅速拔出穿刺针。穿刺点依次涂以碘氟和乙醇,敷盖消毒纱布,并用胶布固定之。

8. 术后护理　术后嘱病人平卧至少 4~8h,酌情多饮水,以减少低颅压反应。

(四)穿刺失败原因

1. 穿刺方向不当、歪斜、太浅或太深。

2. 穿刺针选择不合适,成人用细针,小儿用粗针容易失败。

3. 病人过分紧张,乱动可使椎间隙变小。

4. 脊柱侧凸畸形,病人过度肥胖等。

(五)并发症

1. 低颅内压综合征　是腰穿后较常见的并发症,多系脑脊液自脊膜穿刺孔不断外流或一次放液过多所致。病人于坐起后头痛明显加剧,重时可伴有恶心呕吐,平卧后头痛即可减轻或缓解,一般持续数日后常可自愈。使用细针穿刺,术后去枕平卧(最好俯卧)至少 4~6h,适当饮水常可预防。一旦发生,除继续平卧和多饮水外,可向椎管内推注生理盐水或蒸馏水 10~15mL 或静滴 5%葡萄糖 1000mL,每日 1~2 次,连续数日后常可恢复。

2. 脑疝形成　在颅内压增高,特别是颅内占位性病变,可在腰穿放液当时或术后数小时内发生脑疝。故可采取在腰穿前先快速静滴 20%甘露醇液 250mL、细针穿刺、不要全部拔出针芯以减缓脑脊液的滴出和控制其滴出液等措施预防发生。如一旦发生应立即抢救,如维持呼吸,循环功能(如气管插管、机械通气和心脏复苏等),静脉迅速推注 20%甘露醇 250mL 加呋塞米60mg,必要时还可自侧脑室穿刺放液或于椎管内快速推注生理盐水 10~80mL。

3. 原有脊髓、脊神经根症状突然加重　多见于脊髓压迫症，可因腰穿放液后的脑脊液压力改变，使原有的瘫痪，排尿障碍等症状加重，高颈髓段病变还可致呼吸停止。必要时可向椎管内快速推注生理盐水 40~60mL。

4. 颅内感染　马尾神经根损伤，均较少见。必要时可对症处理。

二、脑室穿刺术

（一）适应证

1. 用于脑室造影，对颅内肿瘤或其他脑室系统梗阻性疾病进行诊断。

2. 用于脑室穿刺，对颅内占位性变病（特别是中线部位，后颅凹肿瘤），或颅内粘连、导水管梗阻等，以致侧脑室扩大，具有严重颅内压增高征象，或出现脑疝危象进行减压放液。颅脑术后有颅内压增高者，可用夹脑室放气，放液或引流。

3. 脑室出血，穿刺引流，用以急救。

（二）禁忌证

1. 脑脓肿如靠近脑室，有时因脑室穿刺放液而造成脓肿破入脑室。

2. 广泛性脑水肿，脑室狭小者。

（三）穿刺点选择及穿刺方法

1. 额部　患者仰卧位，于发际内或冠状缝前 2cm，中线旁3cm处为钻孔点，以粗约 2~2.5mm 的三棱钻钻孔，以脑室穿刺针或脑血管造影穿刺针向想象的双外耳道连线方向平行刺入。穿刺时动作应平稳而缓慢，并注意阻力的改变。到达脑室的深度为

4~6cm。此法的优点为侧脑室额角较大,易刺中,无脉络丛,便于作脑室外持续外引流术。但该处皮质血管较多,大脑半球肿瘤时额角移位较多,致使穿刺困难。

2. 顶部 患者侧卧位,于枕外粗缝上 7cm,中线旁开 3cm 处为钻孔点,作切口及颅骨钻孔,穿刺方向朝向眉间,一般应先穿刺低位侧侧脑室。到达穿刺深度为 7~9cm,脑室扩大者为 4~5cm。优点如侧脑室三角区最大,易刺中,发生移位的机会不多或不严重,且该处皮质血管少。但可能伤及脉络丛而引起出血。作脑室持续外引流时,头易将引流管压瘪和导致不通畅,伤口且易受压。

3. 颞部 外耳道上,后方各 3cm 处为钻孔点。如侧脑室枕角有侧移位时,侧位穿刺仍可刺中。右利者左侧禁用,因易造成感觉性失语。此径略已很少应用。

4. 眶顶 以眉毛中点,眼眶上缘和眼球之间作为穿刺点,针尖向上后方呈 45°倾斜,直达眶顶并刺透后,按原方向略向内侧穿入,即可进入侧脑室额角底部。因伤及血管及出血机会较多,方向不正确亦可伤及基底神经节,故只作为紧急抢救减压之用。

选择上述各穿刺点进行,当脑针穿入脑皮质 2~3cm 后即应拔出针芯,接上压力管,当穿入脑室后可有阻力略减或落空感,管内立即有脑脊液流出,提示穿刺成功,记录初压。若 1 次穿刺未中,将脑针拔出至脑外和酌情改变方向后再刺。放脑脊液时应缓慢,一般可放至正常压力为止。对脑室扩大的病人,于脑室穿刺放液减压后可行脑室外引流术。

三、前囟穿刺术

仅前囟未闭合的婴儿采取此术。

(一)适应证

1. 经前囟穿刺硬膜下腔,用以诊断及治疗婴儿硬膜下血肿,积液成积脓等。

2. 经前囟穿刺侧脑室,用以测压和脑室造影,诊断有无梗阻性脑积水及行脑室引流。

3. 如单纯为采集脑脊液,只是在脑穿有困难时方可考虑行此穿刺术。

(二)禁忌症

1. 前囟狭小或已过早闭合者,穿刺易损伤上矢状窦。

2. 局部有感染者。

(三)操作方法

1. 前囟硬膜下穿刺 先剃净婴儿前囟部位的头发,酌情给予镇静剂或基础麻醉,应有专人扶头,患儿取仰卧位或侧卧位,于前囟外侧局麻后,用 20 号或 22 号腰穿针于前囟右外侧角(通常自右侧穿刺)垂直或稍向前外方呈 30°角刺入,当穿透硬膜时阻力消失,即达硬膜下腔(一般深度在 1cm 左右),拔出针芯,此时可见有病理性液体滴出,安上空针抽吸。经抽吸而无液体者,应将脑针拔出至脑外和更改穿刺方向后再度穿刺。拔针后应稍加压迫穿刺点,以免出血或脑脊液外漏。

2. 前囟脑室穿刺 穿刺部位同上,但用腰穿针先斜刺透头皮,然后改为垂直方向刺入,每进针 1cm 拔出芯一次,观察有无脑脊液流出。进针宜缓慢,约 3~5cm 后常有落空感时拔出针芯,如见有脑脊液流出提示穿刺成功,即可进行测压、放液或注药、引流等。若无液体流出时,可略抽吸,经抽吸仍无液体者,应将脑针拔出至脑外或更改方向后再行穿刺。前囟硬膜下穿刺成脑室穿刺,其穿刺点不可距中线过近,以免损伤上矢状窦。

第二节　脑脊液细胞的收集

检查脑脊液细胞的方法是进行脑脊液细胞研究关键的手段。只有收集到大量形态完整的细胞,才能进行染色分类诊断。自 Fuchs、Rosenthal(1904)发明了计算室法液应用于脑脊液细胞计数以来,脑脊液细胞的定性检查经历了半个多世纪的历程才有了不断的发展,其原因是脑脊液细胞收集方法往往是遇到很多困难。例如:

1. 脑脊液的原液中所获细胞实在太多;

2. 每次腰穿放出的脑脊液液量有限;

3. 脑脊液细胞对机械的、化学的、温热的影响极其敏感,细胞形态和内部结构极易破坏。

另外,细胞容易破坏的部分原因与脑脊液蛋白量较低有关。

设计一性能良好的脑脊液细胞收集仪器,必须考虑以下几点要求:

1. 能够收集标本中较多的细胞;

2. 脑脊液液量不需太多;

3. 收集过程既要迅速又不损害细胞的形态和结构;

4. 要求仪器的构造简单,便于操作;

5. 能够将细胞收集在一较小的区域内便于观察;

6. 能够耐受各种固定器剂和染色剂。

因此,脑脊液细胞的收集是脑脊液细胞学检查的前提。目前，脑脊液细胞的收集技术以细胞玻片离心沉淀法应用较广，且其效果较理想，现就我们常用的三种方法作一简要介绍。

一、FMU-5 微型脑脊液细胞玻片离心沉淀器

在沉淀器由第四军医大学研制，设备简单，价格低廉，操作方便，细胞收集结果较满意，尤其适用于基层医疗单位。

(一)结构

1. 沉淀管 是两端开口的有机玻璃小管，籍管下端外上的螺纹与沉淀器底座相连。其上端的外径稍大，借此与挂耳相连。

2. 底座 是由两块平整的上、下板和两个侧壁所组成的长方"口"字形的有机玻璃黏合体。其上板中央有一圆孔，藉孔壁上的螺纹与沉淀管下端相连。

3. 刀刃滚纸压板 是一个中央有孔的菱形轻金属板。孔的背、腹侧均有突起，背面突起呈环形，突起面必须平整；腹面突起呈环形刀刃状，刀刃面必须光滑。

4. 挂耳 是一个尼龙扁圆圈，其外壁两侧相应点上各有一短臂。圆圈套于沉淀管上端外侧，可向上下左右各方面自由移动。通过挂耳圆圈上的短臂将整个沉淀器挂于离心支架上。

5. 离心支架 是一个金属十字架。借助十字架中心的圆孔和螺帽可将其牢固地固定在离心机转轴上。离心支架四臂末端各有一凹形槽，挂耳短臂挂于槽内并可自由活动。从而保证了沉淀器离心时的水平位置。

(二)使用方法

(1)将离心支架套在离心机转轴上，用螺帽牢固固定。

(2)将挂耳套于沉淀管上端外壁上，然后往下捻动沉淀管使其下端螺纹与底座相连。

（3）将刀刃压板塞入底座"口"内，务使其背面的环形突起严密地嵌入底座上板的圆孔内。

（4）将带孔的滤纸贴于玻片上，一同置于滤纸压板与底座下板之间（滤纸贴于玻片的背景，并向滤纸压板刀刃靠紧）。

（5）将沉淀管下端开口、滤纸压板中央圆孔和滤纸圆孔确实对准后，往下旋紧沉淀管，使滤纸压板刀刃紧密而准确地压在滤纸圆孔的稍外侧。

（6）将沉淀管挂于离心支架上。

（7）离心以慢速开始，然后逐渐增快至 500~800 转/分。滴入沉淀管内的 0.5mL 脑脊液，一般约需 5~10min 左右即可被甩干。

（8）如需回收脑脊液的液体部分，可在底座外面加包一个小型紧口塑料袋即可。

二、Cytospin-2 型细胞玻片离心沉淀仪

由英国 Shandon 公司制造。脑脊液细胞收集损失少，结构清晰，标本范围小，便于观察。离心时间、速度和加速度可自控。运转稳定，不受电压变化影响，标本置于密闭槽内，故不污染周围环境。缺点是价格较昂贵，且不便于携带。

1. 结构

该机主要由标本室、密闭槽和操作板三部分组成。

①标本室　由中央有一开孔的长方形面板及圆锥形管组成，借助圆柱形通道将长方形面板上的开口与圆锥形管底部开口沟通。全部构件均用有机玻璃制成。

②玻片夹　由底板、压力板、短轴和压力松解螺丝组成。底板下部的圆孔供观察标本室出口与带孔滤纸位置之用。压力板供固定标本室、带孔滤纸和玻片之间。藉短轴可将标本室挂于

密闭槽内的金属架上。

③密闭槽　是一个可移动的盆形装置,由盖、体和金属架三部分组成。槽体与主机转轴相连。金属架置于槽内,以螺丝固定,其上可容纳 12 个标本室。左盖与体之间填一硅胶圈。用两个移位性滚珠将盖固定于槽上。

④操作板　操作板为一触摸感应调控数字显示系统。其调节指示区域有:SET Time、SET SPEED、ENTER 和 CANCEL 等字样。

2. 使用方法

(1)收集标本　将杯本室、带孔滤纸和玻片一同置入金属玻片夹内。通过玻片夹底板上的开孔来观察和调整上述三者的位置,当它们处在一直线上时,即以压力板将其固定,放入槽内金属架上即可滴入脑脊液标本。

滴加标本时,标本室应向机轴方向倾斜。以免标本与滤纸过早接触而造成脑脊液细胞的丢失。所需脑脊液量为 0.1~0.5mL,以不超过 0.5mL 为宜。离心速度为 900~1500 转/分,一般勿超过 1500 转/分。离心时间常需 5 分钟左右,蛋白含量较高的标本一般需时较长,但仍不应超过滤纸吸干标本室内脑脊液的时间,否则易导致细胞变形。多数细胞学工作者认为用"快"加速的结果较好,若拟收集的细胞较脆弱,则以"慢"加速为宜。

(2)操作方法

①将密闭槽装入仪器内;

②关紧安全盖;

③按 SET TIME 键;

④按所需的时间数字;

⑤按 ENTER 键;

⑥按 SET SPEED 键;

⑦按所需的速度数字;

⑧按 ENTER 键;

⑨按 START 键后,机器开始运转,程度完成后可自停。

三、FCS-I 型离心沉淀仪的研制及其应用

该机器由宁夏医学院研制,为两用式(即可收集细胞和离心体液),细胞收集率高,细胞分布均匀、清晰,全部材料国产化。

1. 结构

主要由壳体、标本室、玻片夹、金属转盘、操作面板五部分组成。

(1)壳体 是一个带盖正方体,其上有微型开关控制离心机的启动,机盖未盖好离心机不启动。

(2)标本室 容量为 2.5M,是由中央有一开孔(孔径0.4mm)的长方形面板及带喇叭形管通过圆柱形管将长方形面板的开口同喇叭形管开口相连并沟通。

(3)玻片夹 由底板、压簧(压力松解钢夹)和短轴组成。底板下部的圆孔供观察标本室出口与带孔滤纸卡(孔径 0.6mm)吻合之用。滤纸是杭州新华造纸厂的 765 纸。压簧供固定标本室、滤纸卡和玻片之用。短轴可将标本室挂在金属转盘的梯形位置内。

(4)金属转盘 是安装在离心机轴上的圆盘,其上有同时可容纳 4 个标本室的梯形孔和 4 个载离心管(容量 20mL)的椭圆形孔。

2. 操作

（1）标本室的安装是将标本室、带孔滤纸和玻片一齐放入金属夹内，通过底板上的孔观察，使以上三者在一直线，即以压簧将其固定。再以短轴将标本室挂在转盘上。此时标本室稍向轴心倾斜。以免标本在离心之前接触滤纸卡而使细胞丢失。

（2）加样是用刻度吸管或 1mL 空针吸取 0.1~0.5mL 标本注入标本室。一般不超过 0.5mL 为宜。

（3）制片时先打开电源开关，指示灯亮，旋转定时和定速旋钮，选择所需时间和速度。一般以 500~1000 转/分；时间 5~10min，蛋白含量高，细胞数多的标本需时长，快速效果好（以滤纸吸干标本的液体为宜）。待离心时间到，自动停止转动，取下标本室夹，用拇指松解钢夹即可打开，将滤纸卡和玻片用手指捏紧一齐抽出，小心揭去滤纸卡，以免涂擦掉细胞。置室温中染色。

（4）标本室的清洗是用自来水冲洗后，再用硫酸清洁液浸泡或其他消毒液及高压处理均可。

第三节　脑脊液细胞的特殊检查法

一、相差显微镜

这是一种简单快速的观察活细胞的方法，特别是胞浆、核膜和核仁显像清楚。应用湿片检查，无须固定，也不必染色，故伪差较少。检查时取标本一滴（细胞高度增加）或离心沉淀液一滴（细胞数甚少）于玻片上立即封固镜检，也可用甲苯胺蓝或亚甲蓝染色，使显像更清晰。最近的改良法为：细胞先用 Hanks 液洗 3 次，然后混悬于含 8.5%自身血清溶液，取一滴悬液于玻片上检查。相差镜检有利于观察细胞的吞噬现象、转化过程以及变性改变。但本法缺点是标本不能长期保存,细胞全貌不能在同一焦距内清楚显示,须随时进行微调观察。

二、吞噬现象实验

此可供单核吞噬细胞功能活动的观察。Schonenberg(1952)以台盼蓝和钾卡红染色观察活体内和活体外脑脊液细胞。Sornas(1971)则应用墨汁染色进行吞噬作用的定量计数,发现健康人脑脊液单核细胞具 10%~30%的吞噬储备率,蛛网膜下腔出血时可增高至 100%。Ochmichen 等(1976)在活体外应用聚苯乙烯颗粒证实了以上发现。

三、免疫荧光技术

此项检查在临床诊断上很有帮助,脑膜炎、脑炎、神经根炎患者脑脊液的浆细胞和淋巴样细胞不单产生 Ig,也传递延迟性变态反应性疾病。这些细胞对荧光标记的特殊抗球蛋白血清出现选择性染色。在中枢神经系统病与感染时,脑脊液中病毒抗原阳性的免疫荧光细胞于发病后 72h 达高峰。Dayan、Stokes(1973)发现让标本先在空气中干涸,再以冷丙酮(−20℃)固定后,这些细胞便为惯用的间接免疫技术特异性病毒抗原染色,或者为直接免疫荧光技术将 IgG、IgM 染色。这些玻片上均覆盖含 30%甘油的磷酸缓冲氯化钠溶液。此法曾为多数作者应用于诊断病毒引起的神经系统感染疾病。一致认为是一种简单、迅速而又特异性的诊断方法。Spaar、Argyrakis(1972)应用特殊的胞浆内免疫荧光技术成功地对一例单克隆 IgA、血红蛋白异常症患者,脑脊液的浆细胞显示 IgA 及本恩副蛋白的存在。免疫荧光技术虽已推荐为有价值的脑脊液细胞学诊断法,但临床上目前还不能普遍推广,因为能难取够量的脑脊液供多种诊断血清进行孵育。

四、脑脊液淋巴细胞表面标志的检测

淋巴细胞表面标记的研究是细胞免疫进展的产物。Mann(1975)首先测定脑脊液淋巴细胞亚群,并用以鉴定 T 淋巴细胞淋巴瘤。Moser(1976)、Mancom(1976)等报道了脑脊液淋巴细胞亚群的正常值。Kam-Hansen(1980)等、Kinnman(1981)发现脱髓鞘性疾病的代表多发性硬化者脑脊液中 T 细胞明显较正常人高(外周血无差异),认为中枢神经系统免疫反应可能是局限于脑脊液腔内。我们应用绵羊红细胞和酵母菌补体第三因子(C3)混合花环法(E+YC3),对几种神经系统疾病进行了脑脊液淋巴细胞亚群的测定,发现国内多见的一组病因不明的"散发性脑炎"患者脑脊液淋巴细胞亚群的改变与多发性硬化等脱髓鞘性疾病相似,即 T 细胞明显地增高,而 B 和 N 细胞明显地降低,外周血淋巴细胞各群无明显差别。这一结果与急性病毒性脑炎(乙脑)的极期相比,迥然相反,即乙脑的 T 细胞明显低于其他散发性脑炎,而后者的 B、N 细胞明显低于乙脑(1983)。说明散发性脑炎应归属于神经系统免疫性疾病。也显示脑脊液淋巴细胞亚群的检测不但对某些中枢神经系统疾病的发病机制的阐明有一定价值,还可作为临床诊断和鉴别诊断的一项手段。随着单克隆技术的应用,此项研究确实有广阔的前景。

五、细胞培养法

此法为 Lurnsden(1960)首先提出,他发现圆形的单核样细胞可转化为激活游走的组织细胞。Muller(1970)在脑脊液细胞培养中见到两种细胞,酷似血淋巴细胞的小细胞型和短暂一现的圆树突样细胞。近来永井政腾(1967)则首次改变了一种脑脊液肿瘤细胞培养法,称为微孔滤膜细胞培养法(miUipore filter cell-culture method)来检查脑脊液肿瘤细胞。该法是首先将脑脊液肿瘤细胞收集在滤膜上,然后将滤膜切成5~10个小片,再分别进行细胞培养。作者发现该法不但提高肿瘤细胞阳性诊断率,还可观察肿瘤细胞动力学的改变。Muller(1972)在细胞培养下应用间接免疫荧光技术诊断发病两周后的腮腺炎性脑膜炎。Cohen(1968)等则应用直接免疫荧光技术证实播散性脑脊髓炎者脑脊液培养的圆细胞表面有IgG、IgA存在。关氏(1969)应用细胞培养法从一例慢性粒细胞白血病母细胞期脑脊液内骨髓母细胞中证实脑Ph[1]染色体。Mastrangelo等(1970)检查脑膜白血病脑脊液的染色体,以研究脑膜白血病的转移特性。Sayk(1966)则用细胞培养法观察脑脊液肿瘤细胞的增生活动,同时测定细胞抑制剂的效果。Kolmel等(1972)为了进一步了解肿瘤的增生活动,于脑脊液中加^{3}H胸腺核苷嘧啶以测定肿瘤细胞的增生率。Kajikawa等(1977)报道37%胶质瘤和40%转移性瘤的细胞培养为阳性。

六、同位素放射自显影术

该法首先由Kolmel和Chrore在1972年应用于脑脊液细胞学的研究。本法是利用细胞在培养过程中或在病理状态下的自身增殖过程中有DNA合成而需要核苷嘧啶的原理,用^{3}H标记的胸腺核苷嘧啶掺入细胞后进行放射显影来检查脑脊液中增生细胞的一种方法。早年仅限于肿瘤细胞的检查,后来应用范围不断扩大。Malashkhia(1976),福井(1978)相继报告了他们在中枢神经系统肿瘤和中枢神经系统感染性疾病的研究中对该法的应用。发现在非肿瘤的成人病例总的脑脊液细胞标记指数不超过1%,而肿瘤病人,特别是原发性肉瘤和转移性癌或脑膜白血病的标记指数高于1.7%,并发现该法可用作脑肿瘤蛛网膜下腔播散治疗效应的一种观察指标。Malashkhia还指出脑脊液细胞的放射自显影术可为脑脊液细胞免疫反应提供某些实验证据。有时利用特异性抗原如PPD刺激后再进行放射自显影尚可作为结核性脑膜炎的早期诊断的辅助手段。

七、细胞培养

在合适的条件下,多数动物细胞可在人工配制特定的或接近生理条件的培养基中继续存活,有些细胞甚至能分化、增殖。一般将从活体中取出的细胞或其他细胞在体外进行培养称细胞培养,细胞在培养中不再分化为组织;将组织、器官原基或器官在体外维持存活或生长称组织培养或器官培养。培养技术的建立已有近百年的历史。1985年,德国学者Roux发现鸡胚细胞可在温热的生理盐水中存活一段时间,就将这一实验命名为"explanation",即体外液凝块的温热湿盒中,观察到了单个神经细胞突起在体外的生长动态。Harrison的实验不仅为神经元学说奠定了基础,而且还开创了体外培养新技术。随着医学物学的发展,细胞培养技术已日趋完善,并在细胞生物学、分子生物学、遗传学、免疫学、肿瘤学等多种生命科学领域中广为应用。

细胞培养的突出优点是在离体的情况下观察和研究细胞生命的规律,培养中的细胞不受体内复杂内环境的影响。人为改变培养条件,如应用物理、化学、生物等外界因素变化,即可进一步观察细胞在单因素或多因素影响下的生理功能状态。细胞培养不仅可提供大量生物性状相同的细胞作为研究材料,而且也为细胞的遗传性状改变提供了可行的实验条件。然而细胞在体外培养环境的局限性又使细胞的形态与功能不能与体内的同类细胞完全等同,生态条件的变迁必然带来细胞生物学活性的差异。因此机械地将体外人工条件下培养的细胞性状视作体内条件 必然反映也是不够正确的。

细胞需要生长在具有充分营养物质的培养基中。培养基不仅具备正常机体可从外环境中摄取的必需氨基酸,还需提供一些非必需氨基酸,如肝脏可将苯丙氨酸转化为酪氨酸;谷氨酰胺也可由肝和肾产生,而离体动物细胞只能从培养基中摄取。培养基中应含有多种维生素,因为这是离体细胞自身不能合成,又是细胞代谢过程中必不可少的成分。培养基中还须含 Ca^{2+}、Mg^{2+}等无机离子与缓冲成分,以及原代细胞与传代细胞,原代细胞是指从机体取出后立即培养的细胞。有人把培养的第一代细胞与传 10 代以内的细胞统称为原代细胞培养;对适应在体外培养条件下继续传代培养的细胞称为传代细胞。

原代细胞培养步骤一般是取材→剪碎→消化分离→培养。而脑脊液的细胞则在常规操作下取材后,不需要特殊处理,直接 500~1000rpm 的低速离心,5~10min 后,立即将分离后的细胞接种,进行原代培养即可。

分散的悬浮细胞在培养瓶中很快就贴在瓶壁上,这叫细胞贴壁。原来圆形的细胞一经贴壁就迅速铺展呈多种形态,此后细胞就开始有丝分裂,并很快进入对数生长期,一般在数天内就铺满瓶壁,形成致密的细胞单层,叫作单层细胞,这种方法又叫单层细胞培养。

原代细胞的培养一般传至 10 代左右就不易传下去了,大部分退化死亡,有极少数细胞可渡过"危机"传下来,这次存活的细胞一般又可顺利地传 40~50 代。传代细胞还可用悬浮方法培养,但难度大大增加。

细胞培养的优点:①研究对象是活的细胞;②研究的条件可人为的控制;③研究的样本可达到比较均一性;④研究的内容便于观察检测和记录;⑤研究的范围广泛;⑥研究的费用经济。尽管如此,体外培养的细胞与体内相应者仍然存在差异。因此,应把培养的细胞视作一种既保持动物体内原细胞一定性状、结构和功能,又有某些改变的特定的细胞群体,而不能将之与体内的细胞完全等同。

八、单克隆抗体技术

B 淋巴细胞在抗原刺激下能增殖分化,转变成产生抗体的浆细胞,若将单个产生特异性抗体的 B 淋巴细胞分离出来,使之在体外分化增殖,产生一大群即一个克隆的细胞,这样便可得到大量的、结构相同的、均一的、针对抗原某一决定族的抗体,这种由一个克隆 B 淋巴细胞产生的抗体又称单克隆抗体(Monoclonal antibody)。

由于 B 淋巴细胞不能在体外无限增殖。因此给单克隆抗体的制备带来困难。1975 年,Koehler 和 Milstein 利用杂交瘤技术,使以绵羊红细胞(SRBC)免疫后小鼠的 B 淋巴细胞与小鼠骨髓瘤细胞融合,建立了能定向产生抗 SRBC 单克隆抗体的杂交细胞株。这一杂交细胞株既具有 B 淋巴细胞产生特异性抗体的能力,又具有肿瘤细胞在体外可无限增殖的特点,因此,可以不断地从细胞培养上清液中获取单克隆抗体。单克隆抗体的问世被誉为免疫学中的一次革命,它对生物学、医学各领域产生了巨大的影响。

单克隆抗体制备的主要步骤为：

1. 用可溶性抗原或颗粒性抗原免疫小鼠，末次免疫 3~5d 后取小鼠脾脏制成脾细胞悬液。

2. 将小鼠脾细胞与 HGPRT 缺陷的小鼠骨髓瘤细胞混合，在聚乙二醇细胞融合剂作用下进行随机细胞融合。

3. 将融合后的细胞分散培种于盛有 HAT 培养液的培养小孔内，正常脾细胞在体内不能长期存活，骨髓瘤细胞因缺乏 HGPRT 酶而不能合成 DNA，仅杂交瘤细胞可以存活，并开始增殖，产生抗体。

4. 检测杂交瘤生长小孔的上清液单克隆抗体，可根据免疫原性质不同而选用灵敏、快速、可靠的方法，如补体依赖细胞毒试验、酶免疫技术、荧光免疫技术或放射免疫技术等。

5. 将含有特异抗体的孔内细胞进一步作单细胞培养，即克隆化，以便将产生高效单克隆抗体的杂交瘤细胞从其他无关细胞中分离出来，使之繁殖成由单个抗体阳性的杂交瘤细胞形成的细胞株。多次克隆化可淘汰遗传性状不稳定的杂交瘤，从而得到理想的杂交瘤细胞株。克隆化的方法很多，如有限稀释法、显微操作法、软琼脂平板法、细胞分造仪法等。

6. 最后得到的理想细胞株可以扩大培养，冻存保种，或接种小鼠，继而可从体外培养上清液中得到大量优质单克隆抗体。

单克隆抗体的制备技术已在世界各地广泛推广和应用。由于单克隆抗体具有其独特的性能，它的高度特异性与灵敏性，使之不仅成为常用的临床医学诊断试剂，而且还为肿瘤等疾病的免疫治疗开辟了新的途径。此外，在抗原结化、复杂抗原成分分析、细胞膜抗原鉴定等方面,都产生了令人鼓舞的功效。因此,单克隆抗体的制备技术,已成为现代医学、现代生物学和实验研究中的不可缺少的技术之一。

九、聚合酶链式反应

聚合酶链式反应(PCR)是一种构思巧妙的较新的分子生物学技术。它是利用两种与相反链杂交并附着于靶两侧的寡核苷酸引物,经酶促合成特异的 DNA 片段的一种体外检查方法。包括模板变性,引物褪火,及用 DNA 聚合酶延伸熄火引物内的重复循环系列,使末端被引物 5′端限定的特异性片段成指数形式积累。由于在每一循环中合成的引物延伸产物可作为下一循环中的模板,因而每次循环中靶 DNA 的拷贝数几乎呈几何级数增长。PCR 已成为一种简便、快速的反应,而且可在热循环设备中进行,为脑脊液细胞学的检查,开辟了新的方向。利用 PCR 技术可很方便地开展中枢神经系统病原菌和某些变性遗传病在基因水平上的诊断。

标准的 PCR 反应方法:

1. 在一个 0.5mL 的微型离心管中建立 100mL 反应体系,混匀,再覆以 75μL 矿物油;

模板 DNA(10^5~10^6)靶细胞:1μg 的单拷贝基因组织 DNA 相当于 $3×10^5$ 个靶序列,1%的 MB 单噬菌体相当于 10^6 个靶序列;

20pmol 各种引物(最好 Tm >55℃);

20mmol/L Tris-Hcl(pH8.3,20℃);

1.5mmol/L $MgCl_2$;

25mmol Kcl;

0.05% Tween 20;

100μg/mL 灭菌的明胶或不含粒酸酶的牛血清的蛋白；

50μmol/L 各种 Dntp；

2V Taq DNA 聚合物。

2. 采用下列湿度参数进 25~35 个 PCR 循环：

变性　　　　96℃　　15s(可再长一些)；

引物熄火　　55℃　　30s

引物延伸　　72℃　　1.5min

3. 循环最后应在 72℃延伸 5min，冷却至 4℃，或加入 EDTA 至 10mmol/L 以终止反应。

第六章　脑脊液细胞染色法

借助于一种,或一种以上染料使细胞的某些结构和成分着色,以利在显微镜下观察其大小,形态和内部结构情况。理想的染色剂应能使细胞内部结构显示清楚。达到透明:即细胞结构不受其厚薄或重叠的影响;分色:即不同细胞结构的染色反应都能显示出来。染色可使许多活细胞中不能看到的结构显示出来,但染料本身也可使细胞某些固有结构发生破坏,甚或构成某些人为假象。

细胞着色的原理可能与细胞的某些成分与染料的化学结合或物理吸附作用有关。染料是一种有机化合物,它们含有不饱和的基因,例如亚硝基($-N=O$)和偶氮基($-N= N-$)等称为发色团。各种染料由于它们的发色团不同,显示的颜色就不同。此外,染料还含有一些碱性基因如氨基($-NH_2$)或酸性基因,如羧基($-COOH$)或磺基($-SO_3H$),称为助色团。助色团是染料和某些物质基因结合形成的盐类,所以它决定着染料的性质。含有氨基的染料是碱性染料(Basic dye),它在溶液内带阳电荷,为阳离子染料,它和组织内的酸性物质有亲和力。含有羧基和磺基的染料是酸性染料(Acidic dye),它在溶液中带阳电荷,为阴离子染料,它与组织内的碱性物质有亲和力。细胞的基本组成成分是蛋白质,而蛋白质是由若干个氨基酸组成,每个氨基酸分子中均有一个酸性的羧基和一个碱性的氨基,这种既有酸基又有碱基的物质称两性物质。氨基和羧基在溶液内均可电离。如羧基的电离大于氨基时则带阴电荷,此时它和阳离子的碱性染料亲和力大;如氨基的电离大于羧基时,则蛋白质带阳电荷,此时它和带阴离子的酸性染料亲和力大。

染色液的酸碱度可影响染色反应,pH 值升高时,则原来被酸性染料染色的物质可变为嗜碱性;pH 值降低时,原来被碱性染料染色的物质亦可变为嗜酸性,须加注意。

染色是脑脊液细胞学标本中很重要的一步,要想获得满意的观察效果,就必须要有良好的染色。同样为了获得对某一细胞的鉴别,有时必须使用某些特殊染色技术,如铁染色、PAS 染色等,要使脑脊液细胞标本染色满意,需注意以下几点:

1. 关键是送检标本必须非常新鲜,特别要注意标本液量越少,细胞越易破坏,一般绝不宜超过 2h;

2. 必须熟悉各种染色的原理和熟练掌握实际操作步骤;

3. 要了解特殊染色的临床意义。

下面介绍在脑脊液细胞学检查领域中常用的几种染色方法,并重点介绍 MGG 等 12 种染色方法的具体步骤和注意事项,还对一些特殊染色的意义给予介绍。

第一节 常规染色

(一)迈—格—姬(May-Grunwald-Giemsa,MGG)染色法

1. 原理

瑞氏和姬氏染料中均含有碱性的亚甲蓝和酸性的伊红。细胞核染色质的核酸与强碱性的组蛋白、精蛋白等形成核蛋白，这种强碱性物质与染料中的酸性染料（伊红）具有亲和力而染成红色；而核蛋白中还有少量的弱酸性蛋白及其氨基，它可与染料中的美蓝起作用，但因其量少而不显蓝色，故细胞核多染成紫红色。较幼稚细胞之胞浆和胞核核仁含有较多酸性物质，与染料中碱性染料（美蓝）具有亲和力而染成蓝色或深蓝色。因瑞氏染液对胞浆着色较好，姬氏染液对胞核着色较好。两法合并，可兼得二者的染色优点，且标本的存放时间较长。故脑脊液细胞学检查多采用迈—格—姬染色法。本书附图中除注明者外均为此染色。

2. 试剂配制

（1）染色液：将瑞氏染料粉 1.0g，姬氏染料粉 0.5g，甘油 30mL，加纯甲醇 600mL 溶解过滤后即成。

（2）缓冲液：为使细胞染色良好，染色时必需使用缓冲液，使染色液能在一定的酸碱度范围内进行染色。通常以瑞氏染液染色时的酸碱度维持在 pH6.4~6.8 为最佳。

3. 染色步骤

（1）等玻片上的沉淀物自然干透后，将其置于水平位的染色架上。

（2）滴加染液数滴至标本完全被盖住为止。

（3）静置 2min 后滴加缓冲液（染液与缓冲液的比例，冬季为 1.5:1，夏季为 2:1 左右），混匀后静置 7~8min。

（4）用蒸馏水冲洗数秒钟。

（5）待玻片干后即可镜检。

4. 染色不佳的原因及其纠正方法

（1）染色过浅

表现：胞浆、浆内颗粒及胞核均未着色或着色过浅。

原因：染色时间过短，染色液过少或缓冲液过多，染液或缓冲液偏酸。

纠正：按原染色步骤重染。

（2）染色过深

表现：细胞变小，核与浆均呈深蓝或蓝黑色，结构不清。

原因：染色时间过长，染液过多或缓冲液过少，染液或缓冲液偏碱，夏季染色过程中甲醇挥发过快。

纠正：用甲醇数滴脱色后重染。脱色时间根据具体情况决定。

（3）染色偏碱：较常见

表现：胞核、胞浆及颗粒染色甚深，结构不清，酸性颗粒亦蓝染。

原因：与染色过深基本相同。玻片偏碱和冲洗时间偏短亦可能为其原因。

纠正：如染液过碱，可加入 1% 的醋酸少许，或将标本浸入95% 乙醇中数秒后再冲洗。

（4）染色偏酸：较少见。

表现：镜下呈一片红色，胞核及嗜碱性颗粒亦红染或不着色。

原因：染液放置过久或与空气接触，甲醇氧化成甲酸，玻片或缓冲液偏酸。

纠正：新旧染液混合使用，以利调整其酸碱度，或于染液中加适量 1% 碳酸氢钠。

（5）染料沉渣过多

表现：标本上存在大量颗粒状或成堆的深染沉渣。

原因：染料与缓冲液混合不均匀，冲洗前已将染料，缓冲液倾去，染液用前未过滤，或天气燥热染色液中的甲醇挥发过快。

纠正：加甲醇使沉淀颗粒溶解，再行重染。

（6）染片过脏

表现：玻片上可见到滑石粉、纤维和各种物质碎片。

原因：腰穿时无菌手套上的滑石粉污染，标本瓶清洗不彻底等。

纠正：腰穿时应避免手套表面的滑石粉污染脑脊液标本，标本瓶应彻底清洗干净。

（三）高碘酸—雪夫（PAS）染色法

1. 原理

因细胞胞浆中所含的二醇基多糖在过碘酸的作用下产生醛基，此醛基与 schiff 液（无色品红，亚硫酸品红）作用后使无色品红变成红色染料而附着于含有多糖类的细胞上。胞浆中 PAS 反应阳性物呈均匀，大小不等的红色颗粒或块状。可用来鉴别腺细胞和淋巴母细胞。

2. 染色步骤

（1）玻片置 Corney 固定液中固定 10min。

（2）蒸馏水冲洗 2min。

（3）用新鲜的 0.5%过碘酸染 5min。

（4）蒸馏水冲洗 2min。

（5）用 Schiff 液染 20~30min。

（6）蒸馏水冲洗 5min。

（7）用 Harris 苏木精染 2min。

（8）蒸馏水冲洗 5min。

（9）自然干后镜检。

3. 注意事项

（1）Schiff 液应置于冰箱（4℃）内贮存。贮存液可保持一个月，如变成淡红色即提示失效。

（2）配制 schiff 液的器械需十分清洁干燥。

（三）过氧化酶染色法

1. 原理

因固定液中含有联苯胺和过氧化氢，后者遇细胞中的过氧化酶即可分解而放出新生态氧。此种新生态氧将无色联苯胺氧化成蓝色联苯胺蓝。联苯胺蓝如一不稳定的中间产物。在不需要酶的作用下胞浆中形成颗粒状的棕色化合物。这种过氧化酶阳性反应物仅见于嗜中性和嗜酸性粒细胞以及单核细胞，并随细胞的逐渐成熟而逐渐增多，常用来鉴别形态相似的幼稚细胞。

2. 染色步骤

（1）经甲醛乙醇液（由 1 份 40% 甲醛和 9 份 96% 乙醇制成）固定 30min。

（2）蒸馏水冲洗。

（3）滴加含过氧化氢的 0.1% 联苯胺液 5~8 滴，吹匀。

（4）蒸馏水冲洗 5~8min。

（5）标本自然干后，用美蓝—伊红染色液复染。

（6）蒸馏水冲洗，干后观片。

（四）脂类染色法

1. 原理

因苏丹染料是一种脂溶性染料,能溶解于脂类中,故能将细胞中的脂粒显示出来。在多种苏丹染料中,以苏丹黑B的染色力最强而被常用。苏丹黑染色阳性物呈黑色颗粒,位于胞浆中,仅见于粒细胞和单核细胞系统以及酶类吞噬细胞,并随前两类细胞的逐渐成熟而增多增粗,至成熟粒细胞阶段为最丰富。

2. 染色步骤

(1)50%甲醇固定1min。

(2)置过滤的1%苏丹黑B乙醇液中10min。

(3)快速通过50%甲醇液1次。

(4)蒸馏水快速冲洗1次。

(5)Harris苏木精液染10min。

(6)蒸馏水冲洗,干后观片。

(五)硝基四氮唑蓝(NBT)染色法

1. 原理

在感染过程中,嗜中性粒细胞呈吞噬反应时,引起细胞内还原型辅酶I的活力增高,在细胞内酶的作用部位,导致无色的NBT被还原成不溶于水的蓝色沉淀物(甲脂)。这种大块状黑色沉淀物仅见于成熟和幼稚嗜中性粒细胞胞浆中。在光镜下计算100个嗜中性分叶粒细胞中的NBT阳性百分率。当细菌和真菌感染时其百分率升高(>12%),康复期恢复至正常,病毒和结核感染时一般均不增高。

2. 试剂配制

(1)无菌的0.15mol/L(M)磷酸缓冲液(pH>7.2)。

(2)0.2%NBT生理盐水液:NBT 20mg经研磨后溶于10mL生理盐水中,置冰箱内保存备用。

(3)染液:取等份的上述(1)、(2)两液混合即成。

3. 染色步骤

(1)取脑脊液和 NBT 染液各 0.5mL,置入脑脊液细胞玻片离心沉淀器中。

(2)37℃水浴箱中孵育 15min。

(3)取出脑脊液细胞沉淀器,进行离心至脑脊液被甩干后取下玻片,自然干后即可观片。

(六)吖啶橙荧光染色法

1. 原理

吖啶橙作为一种荧光染料,它能与脑脊液细胞胞浆和核仁中的 RNA,以及胞核中的 DNA 分别结合成相应的复合体,经紫外线光照身后发出荧光。正常成熟的有核细胞内的 RNA 和DNA 含量正常并基本恒定,结合吖啶橙荧光素的数量有限,故发绿色或黄绿色荧光。炎性细胞内的核酸含量虽有增高,但仍属有限,结合吖啶橙荧光素的数量亦不会过多,故多发黄色荧光。肿瘤细胞内的 RNA 一般多有明显增高,因吖啶橙荧光素对RNA 比 DNA 更具有较大亲和力,胞浆和核仁较胞核能结合更多的吖啶橙荧光素,故肿瘤细胞胞浆和核仁常发不同程度的红色或鲜红色荧光,胞核常发姜黄色荧光。吖啶橙的荧光随酸碱度而变色,其正色为绿色,并随酸碱度下降而变为橙黄色。故染色时尚应随时注意缓冲液等的酸碱度,以免误诊。

2. 染色步骤

(1)载玻片上的沉淀物自然干透后,即置入 95%乙醇和乙醚的等量混合液中固定 5~15min。

(2)标本依次通过 80%、70%、50%乙醇共 50s。

（3）标本置于 1% 醋酸中酸化 10s。

（4）蒸馏水冲洗。

（5）标本置 0.01% 吖啶橙磷酸盐缓冲液中 3min。

（6）1/15mol/L（M/15）磷酸盐缓冲液冲洗 1min。

（7）0.1mol/L（M）氯化钙分化 1~2min（或使胞核呈鲜绿色）。

（8）1/15mol/L（M/15）磷酸盐缓冲液冲洗，干后在荧光显微镜下观片。

（七）非特异性酯（ANAE）染色法

1. 原理

在成熟的 T 淋巴细胞和单核细胞胞浆中的酯酶能水解 α-醋酸萘酯而产生 α-萘酚，后者与重氮副品红偶联法成不溶性偶氮副品红萘酚，在其胞浆中的酯酶处生成红棕色沉淀物。淋巴细胞的沉淀物常密集成 1~3 个较大的颗粒；单核细胞的沉淀物弥散，呈粉粒状，数量较多。此法可用于测定脑脊液 T 淋巴细胞的数量，有助于对淋巴细胞、单核细胞以及不同类型的白血病细胞的辨认。

2. 试剂配制

（1）固定液：将丙酮 45mL 和甲醛 25mL 加入磷酸盐缓冲液（磷酸氢二钠 20mg 和磷酸二氢钾 100mg 溶于双蒸馏水 30mL）中，并将 pH 值调至 6.6 左右，过滤后置 4℃冰箱里备用。

（2）染色液

①4%副品红或对品红：取生物染色剂（指示剂不适用）对品红或副品红 4g 溶于 2mol/L（2N）盐酸 100mL 内，如溶解不完全，可于 37℃恒温水浴箱中过滤后，置 4℃冰箱内备用。

②2%α-醋酸萘酯:取 α-醋酸萘酯 2g 溶于乙二醇单甲醚 100mL 内,置 4℃冰箱内备用。

③1/15mol/L(M/15)缓冲液(pH7.6)为 1/15mol/L(M/15)磷酸二氢钾 13mL 和 1/15mol/L(M/15)磷酸氢二钾 87mL 混合而成,置 4℃冰箱内备用。

④4%亚硝酸钠:用前新鲜配制。

（3）孵育液：应根据标本多少现配现用。现以一次配液 50mL 为例。

①取无离子水 1.5mL 加入亚硝酸钠 60mL 中,配成 4%亚硝酸钠。

②将 4%副品红 1.5mL 缓慢滴入①液。

③取 1/15mol/L(M/15)磷酸盐缓冲液 45mL 于染色缸内。

④将 2%α-醋酸萘酚 1.25mL 滴入③液内。

⑤将①、②混合液缓慢滴入③、④混合液内(应呈棕色),将其置于 37℃恒温箱水浴 60min 备用。

3. 染色步骤

（1）待玻片上的沉淀物干透后,滴固定液 2~3 滴进行固定 5 分钟。

（2）30~60s 后,用蒸馏水冲洗,直至玻片无固定液甲醛气味为止。

（3）待标本自然晾干后,放入孵育液内再置 37℃恒温箱内水浴 120min。

（4）取出玻片,用蒸馏水冲洗晾干后观片。亦可先用 1%孔雀绿复染 5min,胞核呈亮绿色,更易观片。

第二节 脑脊液免疫细胞化学染色技术

免疫细胞化学技术（Immunocytochemistry）是 Coons 等（1942)用荧光表标记抗体,首先开创的一种新技术。它是应用免疫学原理，通过抗原和已知标记的特异抗体的结合反应,以显示细胞内的抗原和抗体成分。目前免疫细胞化学中常用的化学方法仅 3~5 种,却可定位和示踪细胞内的各种成分,如各种蛋白质、多肽、部分类脂质和多糖,以及细胞膜表面的膜抗原和受体等。由于免疫学技术的不断发展,提纯抗原和制备标记抗体等技术的不断改进，免疫细胞化学技术的应用愈来愈广泛,在基础研究和临床诊断方面均具有很高的实用价值。

免疫细胞化学技术中最早应用的标记物是荧光素和酶。荧光素中以异硫氰酸荧光素(Fluorescein isothiocyanate, FITC,呈亮黄绿色荧光)和四甲基异硫氢酸罗丹明(Tetramethyl rhodamine isothiocyanate, TRITC,呈橙红色荧光)较常用;酶多用辣根过氧化物酶(Horseradish peroxidase, HRP），亦可用磷酸酶。近年来又多应用亲和素和生物素作为标记物。铁蛋白(Ferritin)和胶体金(Colloidal gold)等多应用于免疫电镜技术。现将几种常用的免疫细胞化学染色技术介绍如下。

（一）免疫酶标染色技术

1. 原理

采用辣根过氧化物酶标记抗体 II。此种标记物可同时保留抗体的免疫特性和酶的活性。酶标抗体与抗原特异性结合后,需再滴加酶的底物 H_2O_2 和供氧和供氢体二氨基联苯胺 （Diaminobenzine, DAB）。酶与底物反应后可产生有色沉淀物,借助一般光学显微镜即可进行观察。

2. 染色步骤

（1）应用脑脊液细胞玻片离心沉淀器制备脑脊液细胞离心沉淀玻片。

（2）缓冲冷丙酮固定液固定 30s,清水冲洗、晾干。

（3）滴加抗体Ⅰ,置带盖的湿盒中的片架上,于 37℃温箱中孵育 30min。

（4）弃去抗体液,以 PBS 充分洗涤 3 次。

（5）滴加酶标的抗体Ⅱ,置温盒中于 37℃温箱中孵育 30min。

（6）弃去抗体液,以 PBS 充分洗涤 3 次。

（7）置入酶底物（DAB－H_2O_2）的染缸中,于室温作用 6~10min。

（8）用 Tris 缓冲液充分洗涤,然后用自来水轻轻冲洗 1 次。

（9）苏木精复染 3~5min,清水冲洗,晾干。

（10）封片,高倍镜下镜检。

3. 结果

抗原抗体结合部位呈棕色。首次试验时需进行免疫学对照。

4. 酶底物的配制方法

取 75mg 二氨基联苯胺溶解于 100mL 的 0.05mol/L（M）Tris-HCl 缓冲液（pH7.6）中,使用前取 0.3%过氧化氢溶液 1mL 加入二氨基联苯胺溶液中（过氧化氢的最后浓度为 0.003%）。

5. 方法评价

酶标法具有一定的灵敏性、特异性,操作简单等优点,且标本可长期保存。但也存在一些缺点,例如:①酶与抗体的共价联结可损害部分抗体和酶的活性;②抗血清中的非特异性抗体被酶标记后,与组织结合可致背景染色。

(二)酶桥染色法

1. 原理

首先用酶免疫动物,制备效价高、特异性强的抗酶抗体,然后利用第二抗体作桥,将抗酶抗体联结在与组织抗原结合的第一抗体上,再将酶结合在抗酶抗体上,经显色显示抗原的分布。在此过程中,任何抗体均未被酶标记,酶是通过免疫学的原理与抗酶抗体结合。

2. 染色步骤

(1)脑脊液细胞标本制备及固定同前。

(2)滴加第一抗体(假设来自种属 A)地湿盒的片架上 4℃孵育 24h。

(3)PBS 液冲洗 3 次。

(4)滴加第二抗体(即桥抗体,抗种属 AIgG 抗体)孵育 1~1.5h(室温)。应用过量的桥抗体能保证一个 Fab 段与第一抗体结合,另一个 Fab 段游离。

(5)弃去作用液,PBS 液漂洗。

(6)细胞玻片与抗酶抗体(来自种属 A)孵育 1~1.5h(室漏)。

(7)PBS 液漂流。

(8)与酶(HRP70~100μg/mL,PBS 溶解)孵育 30min,酶与抗酶抗体结合。

(9)显色等与酶标抗体法相同。

3. 方法评价

酶桥法克服了酶标抗体法的缺点,较好地保存了抗体和酶活性。但仍有其不足之处:

(1)在酶抗体血清中,含有低亲和力和高亲和力两类抗体,它们作为抗原与桥抗体结合,主要依赖于桥抗体对它的亲和力,而与其本身对酶的亲和力无关,放二者均可被联结在桥抗体上。低亲和力的抗酶抗体与酶结合较弱,漂洗时易被解离,使大部分酶(约70%)丢失,降低了方法的敏感性。

(2)所用的抗酶抗体血清中,亦含有非特异性抗体,其抗原性与抗酶抗体相同,所以能与桥抗体结合,但不能与酶结合,而不影响组织抗原的显示。

(三)过氧化物酶——抗过氧化物酶复合染色法(PAP法)

1. 原理

PAP法是由sternberger(1970)首先报道的。该法的建立是免疫细胞化学技术的一个重大发展。PAP法中需要三种抗体,第一抗体(抗体Ⅰ)、第二抗体(抗体Ⅱ)和抗酶抗体。与酶桥法不同的是,将抗酶抗体预先和足量的酶结合,制备成由三个酶分子和二个抗酶抗体分子组成的非常稳定的环形PAP复合物。由于标本内的抗原可层层放大,可结合多个酶分子。因此,PAP法的敏感性极强。

2. 染色步骤

(1)细胞玻片经丙酮固定后在PBS漂法。

(2)0.3%H_2O_2甲醇溶液中10~30min,以封闭内源性过氧化物酶。

(3)PBS漂洗3次。

（4）滴加含 1%牛血清白蛋白的 PBS 成 1/30~1/50 正常羊血清,置湿盒中于室温孵育 15~20min（吸干、不必漂洗）

（5）滴加第一抗体于 4℃湿盒内孵育 24~60h。

（6）弃去作用液,以 PBS 漂洗 3 次。

（7）滴加第二抗体（1:20~1:100）于室温中孵育 1h,或 37℃温箱孵育 30min。

（8）PBS 漂洗 3 次。

（9）滴加 PAP 复合物（1:30~1:1000）置湿盒中于室温孵育 1~3h。

（10）PBS 漂洗。

（11）显色:于新鲜配制的 0.05DAB−0.01％H_2O_2−0.05mol/L（M）Tris−HCL（pH7.6）显色液中显色 1~10min（室温）。在镜下控制反应强度（棕色）,适时终止显色。

（12）以 PBS 漂洗 3 次。

（13）苏木精复染,冲洗,晾干。

（14）封片,镜检。

3. 方法评价　PAP 法应用比较广泛,其主要特征如下:

（1）抗体活性高,因为在所有的反应过程中,任何抗体均未被酶联结。

（2）灵敏度高,Sternberger（1979）认为 PAP 法较酶标抗体法敏感 20~25 倍,因此可节省第一抗体的用量。

（3）背景染色低,只需恰当地应用封闭性阻断剂,正常血清阻断非特异性结合,加之恰当地选择抗体稀释度和抑制内源性酶活性,PAP 法的背景染色可很低。

（四）碱性磷酸酶抗碱性磷酸酶染色法（APAAP 法）

APAAP 法的基本原理及染色步骤基本同 PAP 法。所用的酶系碱性磷酸酶(Alkalinephosphatase, AP)。选用不同的底物,可形成不同颜色的终产物。如以萘酚(AS-MX)和快蓝(fast blue, FB)代替 FB,形则形成红色不溶沉淀。显色液内加入终浓度为 2~4mmol/L 的左旋咪唑(Levamisole),大多数内源性碱性磷酸酶活性可被抑制。由于碱性磷酸酶价格较昂贵,故应用较多,可与 PAP 法配合用于免疫双标染色。

(五)抗生物素—生物素—过氧化物酶复合物染色法(A-vidin-biotinpere xidase complex, ABC 法)

1. 原理

抗生物素又称卵白素,具有 4 个同生物素亲和力极高的结合素,其亲和力高于抗原抗体亲和力的 100 万倍,且二者结合后不影响彼此的生物活性,利用抗生物素为桥分别联结生物素标记的第二抗体和生物素标记的酶,最后经酶促底物显色反应显示抗原定位。

2. 染色步骤

(1)常规制备脑脊液细胞沉淀玻片,缓冲冷丙酮固定 30s 后,PBS 冲洗。

(2)加第一抗体 30~50μL 于玻片上,37℃温箱内孵育 30min 或 4℃冰箱内过夜。

(3)PBS 漂洗 3 次。

(4)加生物素标记的第二抗体,室温下温盒中孵育 30min。

(5)PBS 漂洗 3 次。

(6)加 ABC 复合物,室温下孵育 30min。

(7)PBS 冲洗 3 次。

（8）用 DAB–H_2O_2 液显色。

（9）苏木精复染 3min 后,清水冲洗晾干。

（10）封片、镜检。

3. 方法评价

（1）ABC 法具有敏感性强、特异性高及背景染色淡等优点。由于其敏感性高,所用第一和第二抗体的工作浓度较低,故可减少其非特异性染色。

（2）由于生物素是一种辅酶,可存在于白细胞内。为减少非特异染色可在 ABC 法染色前用 0.01 的抗生素和 0.01 的生物素分别作用 20min 左右,并用 PBS 冲洗,以消除内源性生物素的结合活性。

（六）免疫金银染色法（Immuno–gold–silver stain,IGSS）

1. 原理

先用胶体金标记第二抗体,然后用含对苯二酚的银离子显影液显影,通过还原反应使抗原抗体反应部位的金粒子周围形成银沉淀层,在光镜下呈清晰的棕黑色。

2. 染色步骤

（1）脑脊液细胞沉淀玻片的制备和固定同前。

（2）1 卵蛋白（1:5 正常羊血清）左右作用 15min,不必清洗,以封闭非特异性结合位点。

（3）加适当稀释的一抗,37℃ 1h,或 4℃,24min。

（4）0.05mol/L（M）,TBS,pH7.4,洗 3 次。

（5）0.02mol/L（M）,TBS,pH8.2,洗 3 次。

（6）1 卵蛋白（1:5 正常羊血清）左右作用 15min。

（7）加胶体金标记的第二抗体,室温下作用 1h 或 4℃冰箱内过夜。

（8）0.02mol/L（M），TBS，pH8.2，洗 3 次。

（9）0.05mol/L（M），TBS，pH7.4，洗 3 次。

（10）双蒸馏水洗 3 次。

（11）加银显影液，暗处显影 3~5min，最好在显微镜下监测显影至满意程度为止。

（12）自来水洗。

（13）苏木精复染后封片，镜检。

3. 方法评价

（1）特异性强，灵敏度高及定位精确。

（2）根据金粒子大小，可分别在光镜、电镜（透射及扫描）下镜检，光镜下粒子聚焦呈红色（5~60nm）。

（3）以胶体金标记用于单克隆抗体，制成克隆抗体——金，更适于双标记及多标记染色。

（七）脑脊液细胞免疫化学染色注意事项

1. 标本制片　众所周知，正常脑脊液中细胞数很少[（0~5）×10^6/L]，因此收集足够的脑脊液细胞是进行此项染色的前提。对非活性疾病的一次检测所需脑脊液量为 6~8mL，可采用腰穿术后向椎管内注入 10mL 温生理盐水的措施，以防止腰穿后的低颅压反应。炎性脑脊液因细胞数多，常规采集脑脊液量即可。另外，如用内径 1cm 的脑脊液细胞玻片离心沉淀器所收集的细胞太分散，面积大和易造成试剂的浪费。为此，可改用一种适合于免疫细胞化学染色法的小内径（0.5cm）的锥形细胞沉淀器，即可弥补上述不足。但细胞计数正常的脑脊液需先经一般离心机进行离心（500 转/分）5min，然后取试管底部脑脊液0.5mL 于锥形细胞沉淀器进行离心制片。

2. 防止细胞脱失 脑脊液细胞玻片与组织切片不同,收集的细胞有限,因此在各步骤间的冲洗过程中一定要小心,避免强烈的震动和冲洗。亦有人先用明胶处理玻片,然后收集细胞,但不适用于 IGSS 法,因其背景染色较未处理的玻片明显,而影响全片的染色质量。

3. 标本的储存 脑脊液标本应随到随即制成细胞沉淀片,并予固定,冲洗。等晾干后放入-40℃冰箱内保存以利以后成批染色之用,尤其在夏季室温高的情况下,脑脊液标本更不可在室温下放置时间太长,以免细胞溶解,破坏而影响抗原的检查。

第三节 缓冲液和显影液的配制

1. 缓冲丙酮甲醛固定液的配制

磷酸氢二钠 20mg;

磷酸二氢钾 100mg;

丙酮 45mL;

福尔马林(浓)25mL;

蒸馏水 30mL;

2. 0.02mol/L(M)pH7.4 PBS 的配制

氯化钠 85g;

磷酸氢二钠 26.3g;

磷酸二氢钾 3g;

双蒸馏水 1000mL;

溶解后于室温下保存,用时加 10 倍的蒸馏水稀释。

3. 0.5mol/L（M）pH7.4 Tris-Hcl 的配制

Tris 30.3g；

1 mol/L（M）的盐酸 210mL；

加双蒸馏水至 500mL，4℃冰箱内保存。

4. 0.05mol/L（M）pH7.4 Tris-HCL 缓冲液（TBS）的配制

0.5mol/L（M）Tris-HCL50mL；

氯化钠 4.3g；

加双蒸馏水 450mL；

用 1mol/L（N）盐酸调至 pH7.4 后加双蒸馏水至 500mL。

5. 0.02mol/L（M）pH8.2 TBS 的配制

Tris 1.21g；

氯化钠 4.38g；

小牛血清白蛋白 500mg；

叠氮钠 250mg；

加双蒸馏水 450mL，用 1mol/L（M）盐酸调至 pH8.2 后加双蒸馏水至 500mL。

6. pH3.5 的枸橼酸缓冲液的配制

枸橼酸 25.5g；

枸橼酸三钠 23.5g；

加以蒸馏水至 100mL 溶解即成。

7. 硝酸银显影液的配制

A. 双蒸馏水 60mL，pH3.5 枸橼酸缓冲液 10mL；

B. 对苯二酚 1.0g 水溶液 30mL；

C. 硝酸银 35mg 水溶液 2mL；

A、B 两液完全溶解，临用前加入硝酸银溶液，在暗处显影。

第七章　脑脊液细胞学的诊断

要做出正确的脑脊液细胞学诊断,对初学者来说并非容易;即便有多年脑脊液细胞学工作经验的专业工作也常常会遇到困难。因为一个正确的细胞学诊断,不仅需要对脑脊液中正常和异常的各种细胞的形态学和出现意义有深刻的了解,同时也应该有临床神经病学、神经病理学的专业知识以及肿瘤学、血液学、免疫学等相关学科的知识作为基础。

第一节　正常和病理性脑脊液细胞成分

(一)正常脑脊液细胞成分

1. 正常脑脊液细胞

正常脑脊液细胞中的白细胞计数为 0~5 个/mm³ $[(0~5)\times 10^6/L]$。正常脑脊液中不应见有红细胞,如脑脊液中见有红细胞则应同时计数 5 个中方格中的红细胞数,再乘以 50 后所得的红细胞计数即为每立方毫米脑脊液内的红细胞总数。Merritt 等(1938)认为脑脊液细胞总数达 5~10 个/mm³ 属可疑的病理状态,>10 个/mm³ 则提示中枢神经系统和脑膜有肯定的疾病存在。Fishman(1980)认为脑脊液的白细胞总数在 5~10 个/mm³ 属病理状态,并列举了一系列白细胞增高的程度分度,5~50 个为轻度增高。我们认为这种脑脊液细胞数增高的分度比较符合实际。尽管 Bauer（1974）认为 0~5 个属正常,10~24 个为轻度增高,25~50 个为中度增高,>50 个为高度增高,6~10 个为界限状态。我们在统计成人白血病的脑脊液细胞学也曾引用 Baner 的标准,但不易被大家接受。

但脑脊液细胞数减少是否有病理意义尚属疑问。另外,细胞数量随穿刺部位不同(腰穿、室穿、池穿),也有一定的差别,即便是腰穿,收集作为计数的脑脊液的先后也有影响。同时,腰穿前(或穿刺同时)是否进行某种影响脑脊液检查或手术,这些对细胞计数也会有一定的影响。

2. 新生儿脑脊液细胞学

随着围产期学,优生学和小儿保健学的发展,新生儿脑脊液细胞学也日益成为人们较为重视的一个方面。不少学者发现正常新生儿脑脊液细胞学与成人有明显的不同,其中特别重要的是单核吞噬细胞的比例明显升高,还可见到数量不少的嗜中性粒细胞。了解这些特征,对围产期医学的研究与新生儿颅内疾病的诊断将提供一个可比较的资料。同样对了解和阐明脑脊液细胞随年龄的增长而演变的过程也是很有意义的。

Denker（1962）曾研究细胞数与年龄和性别的关系,尽管发现有显著的统计学差别, 但缺乏临床意义。 婴儿出生第一天的细胞总是升高的(平均为 12 或 7.8/mm³)。 Naidoo 发现大部分婴儿出生时有嗜中性粒细胞。 Naidoo 认为新生儿细胞数于 7 天内转为正常值。 Ammon（1970）发现婴儿出生第一个月的细胞数可达 27/mm³,同时发现 2 个月~16 岁小儿的细胞数为

$0 \sim 7/mm^3$。

Oehmichen 发现新生儿脑脊液的单核吞噬细胞偏高值为 63%（32%~85%）。尽管大多数小儿脑脊液无激活型单核细胞，但部分小儿仍可发现其高界达 9%，不过未发现胞浆中含红细胞、白细胞或含高铁血黄素的巨噬细胞。较大儿童的单核吞噬细胞的年均值（50%）仍稍高于成人。儿童气脑造影后 Olischer 发现裸核和干细胞增多，但 Oehmichen 发现成人气脑造影后两者亦增多。

最近 Pappu 也检查了 46 例新生儿的脑脊液细胞学，发现在大多数是以单核吞噬细胞占优势。在正常体重的 24 例新生儿中间，脑脊液白细胞均值为 11 个/mm^3，其中嗜中性粒细胞占 21%，淋巴细胞占 20%，而单核吞噬细胞占 59%。

脑脊液细胞成分在某种程度上与标本来源不同有关。池穿较腰穿的细胞数少，相反前者淋巴细胞比例增高，室穿标本中淋巴细胞最高。室穿标本中淋巴细胞最高。室穿标本中室管膜细胞和脉络丛细胞当然较腰穿为高，但蛛网膜细胞则不然。

3. 死亡后脑脊液细胞学的改变

关于死后穿刺有无特殊的细胞形态学改变，研究者较少。Mc Garry（1969）不能发现任何改变，Rehm（1931）则发现死亡后不久巨噬细胞数增高。Spina-Franca 等（1969）发现在死后一定时期内（<4h，4~8h）细胞数增多，红细胞亦增多。Olischer（1969）证实此结果。当出现少量嗜中性粒细胞时，则必有红细胞存在。此外，最有诊断价值的细胞（巨噬细胞、巨细胞、嗜酸性粒细胞、肿瘤细胞等）变性最快，死亡后不久即难发现。Oehmichen 发现死亡数小时的标本上述细胞旁有纤维素块和细

胞残影。因此,死亡后标本是不能进行正确的细胞学诊断的。例外的是脑膜癌患者在死亡后较长时期仍可发现癌细胞。

(二)病理性脑脊液成分

尽管脑脊液呈正常细胞象,并不一定就可以除外中枢神经系统的病变,仍有必要建立一些疾病的典型类型的病理细胞象。Olischer(1971)发现送检标本中仅 1/5 病例的细胞学改变可归属于某种疾病。大部分标本仅表现为非特异性改变成正常范围内的改变。必须指出:正常细胞计数并不能除外细胞学质的变化;Bannwarth(1933)认为所送标本中细胞并不能代表脑脊液中全部细胞。

常规脑脊液检查中无细胞计数的变化,仍可有细胞学的改变,这是多年脑脊液细胞学实践所证实的。有时甚至一个异常细胞也可说明中枢神经系统的特异性改变。异常细胞的数量或正常细胞的异常比例亦有助于中枢神经系统疾病的诊断。

脑脊液中异常或病理性细胞成分包括:各种刺激性淋巴细胞如转化型淋巴细胞、淋巴样细胞、浆细胞、各种激活性单核吞噬细胞、多形核粒细胞、肿瘤细胞和各种特异性细胞成分(表7-1)。

1. 刺激性淋巴细胞(转化型淋巴细胞、淋巴样细胞、浆细胞)

此类细胞提示抗原-抗体反应和细胞免疫反应,见于各类脑膜炎,特别是慢性炎症和病毒感染。转化型淋巴细胞和淋巴样细胞主要见于结核性脑膜炎、化脓性脑膜炎、病毒性脑膜炎;浆细胞主要见于病毒性脑膜炎、神经梅毒、脑脓肿、多发性硬化和其他神经系统免疫性疾病。这类细胞亦偶见于蛛网膜下腔出血或脑出血。

2. 巨噬细胞

含铁血黄素吞噬细胞需出现两个以上始提示脑脊液于 5d（或 3~4d）前有过出血的证据。仅一个孤立的红细胞吞噬细胞并无肯定的病理意义。较多的红细胞吞噬细胞则提示 24h（或数小时）前有出血。白细胞吞噬细胞可见于任何机械性、药物性检查或病变，但常见于蛛网膜下腔出血，外伤以及治疗后的化脓性脑膜炎、淋巴细胞性脑膜炎。含脂肪的吞噬细胞可见于外伤、出血、缺血性损害等脑实质破坏性病变。

3. 多形核粒细胞

当血-脑脊液屏障发生病变时，脑脊液中首先出现嗜中性粒细胞，此多见于机械性、化学性病变、病毒性脑膜炎、结核性脑膜炎、脑脓肿等疾病的早期，细菌性脑膜炎时可达高峰。嗜酸性粒细胞一般见于变态反应性疾病、寄生虫病、脑膜血管梅毒、特发性脑膜炎以及蛛网膜下腔出血等。

4. 瘤细胞

瘤细胞肯定为病理性细胞，从脑脊液中可出现原发性肿瘤、转移性肿瘤、白血病、淋巴瘤的瘤细胞。但是仅仅从脑脊液细胞学角度来判断肿瘤的类型时，则相当困难，特别是脑脊液肿瘤细胞是疾病的首发证据时。但一般说来，继发性肿瘤以及脑膜白血病常较原发性肿瘤易于证实。

5. 某些具有诊断价值的特异性细胞

除了脑肿瘤外，在某些疾病情况下，如脑脊液中查出某种特异性细胞也可做出特异性临床诊断。如狼疮（LE）细胞对中枢神经系统的诊断很有价值（Nasanchok 1976），Buhot 细胞的出现则可协助糖原累积病诊断(Gareia-Riego 1978),而脑脊液中真菌如隐球菌的证实则对中枢神经真菌病的诊断具有决定性的价值(侯熙德 1984,佐藤修三 1977,Saigo 1977)。

表 7-1　脑脊液中正常和异常的细胞成分

正常	病理性
1. 淋巴细胞(60%~80%)	1. 转化型淋巴细胞(淋巴样细胞)
T 细胞 77.2%	
B 细胞 8.0%	
D 细胞 2.4%	
NK 细胞 13.4%	
2. 单核样细胞	2. 浆细胞
3. 软脑膜和蛛网膜细胞	3. 激活性单核细胞
4. 室管膜细胞	4. 巨噬细胞
5. 脉络膜细胞	5. 粒细胞
	嗜中性粒细胞
	嗜酸性粒细胞
	嗜碱性粒细胞
6. 来自腰穿的红细胞、粒细胞、鳞状上度细胞、软骨细胞等	6. 红细胞
	7. 肿瘤细胞
	8. LE 细胞
	9. 细菌、真菌、髓鞘片断

第二节　医源性脑脊液细胞学改变

(一)外周血污染

轻度穿刺外伤引起的外周血污染,并不产生诊断上很大困难。但标本中褪色不清者便可能误诊。同时个别嗜酸性粒细胞或嗜中性粒细胞的出现往往引起诊断上的混乱。转化型淋巴细胞常见于蛛网膜下腔有较重的穿刺外伤。临床疑有颅内新鲜出血者往往与穿刺外伤鉴别困难,此时需参考标本中嗜中性粒细胞的数量,单核吞噬细胞相对性和绝对性增高,红细胞吞噬细胞和含铁血黄素吞噬细胞等。

(二)重复穿刺

重复穿刺后脑脊液细胞成分的改变是正常现象还是病理现象,这是经常遇到的问题。曾有报道腰穿后引起细胞总数(主要是单核吞噬细胞)增多。还发现穿刺 8~12h 有大量嗜中性粒细胞,以后的几小时内嗜中性粒细胞减少而单核吞噬细胞相对性或绝对性增高。Oehmichen 曾发现一个 10 岁儿童于 16h 后的重复穿刺标本中有母细胞样单核吞噬细胞,胞浆呈轻度嗜碱性,核染色质丰富,核圆形,有清晰的核切迹;另一例成人于 24h 后重复穿刺(第一次穿刺有外伤),见大量嗜碱性激活型单核样细胞,有些胞浆中含大量红细胞。这两侧均见嗜中性粒细胞。3~4d 到 15~20d 后则见单核样吞噬细胞相对增多。惟数量逐渐减少。同时淋巴细胞也相对减少。含铁黄血素吞噬细胞则于第一次穿刺后较长期存在。Oehmichen 还发现一例在第一次穿刺后三个月仍见含铁血黄素吞噬细胞。

（三）气脑造影

差不多所有作者（除了 Roskamp 1961，Wilkins 等 1966）均报道气脑术后脑脊液细胞总数明显增高。可达 32 个/mm³，甚至 ≥ 700 个/mm³。而且他们均发现总数与气脑采取的脑脊液量有关。Thalmann 还发现时间因素与中枢神经系统疾病之间的相依关系。

气脑标本可见单核吞噬细胞有较大的形态学改变，此有助说明细胞的功能状态。该细胞附近可见脉络丛细胞，室管膜细胞和蛛网膜细胞等，这些细胞的比例粗仿。神经外胚层细胞内常含许多空泡，核呈肾形，与单核吞噬细胞不易区别。从注气到发现这种细胞改变的时间之短确为惊人，提示这些细胞必为脑脊液腔中脱落的腔壁细胞，此时不见炎性细胞，仅见机械性影响引起的局部细胞剥脱。Oehmichen 曾于注气后 120min 发现嗜中性粒细胞，因而认为粒细胞反应最早也应在此期后发生。

气脑标本中除了单核吞噬细胞和脉络丛细胞等以外，常见裸核。Eckes、Mutschler（1953）首先发现裸核，并追踪室管膜细胞。以后 Olischer 亦谈及该细胞成分。儿童躁动不安下作气脑时发现裸核。Oehmichen 曾怀疑这些细胞即 wieczorek（1964）描述的第一期巨噬细胞，他还发现成人该细胞的出现率与儿童相同。气脑为收集脑脊液中裸核的很好条件，如先注 10mL 空气于椎管内再采取脑脊液，则可收集大量裸核细胞，同时在大量注气后脑脊液中的腔壁细胞亦增多。Oehmichen 认为裸核是机械性改变的蛛网膜细胞、变形的单核吞噬细胞或脉络丛细胞，由于注气后纤溶蛋白活性增高，这些细胞出现自溶改变以致不能正确分类。

气脑后重复腰穿之间经历数小时者,其脑脊液细胞数便相对增高,Thalmann(1968)发现 300 个/mm³ 以上,这种细胞增高可解释为异物(空气)引起的非特异性炎性反应,同时伴有蛋白量增高。细胞分类中主见嗜中性粒细胞和嗜酸性粒细胞,而嗜碱性粒细胞则罕见。气脑后 72h 的标本中细胞数仍有增高(10~50/mm³),但此时以单核吞噬细胞为主。

(四)骨髓造影

骨髓造影注入造影剂时引起的脑脊液改变与气脑造影所见相同,Scholz(1972)首先描述,他发现注入油质造影剂较腰穿注入水溶性造影剂所引起的质变更为明显。通过近期的研究发现注入大量异物后的细胞反应可分为以下三期,与气脑造影或同位素脑池造影所见相同。

1. 急性炎症期

细胞数大量增加,特别是中性粒细胞,其次是嗜酸性粒细胞和大单核吞噬细胞。

2. 吸收期

造影剂注入 48h 后,主要发现吞噬细胞内含很多造影剂颗粒。

3. 修复期

脊髓造影后 6~8d 开始,标本中几乎都有细胞增多,主要为淋巴细胞和单核吞噬细胞,持续两三周。

Wieczorek(1968)于碘苯酯脊髓造影时对见巨细胞,呈多极和丝状分裂,胞浆丰富,但 Ferry 等(1973)发现显著的持续性淋巴细胞增多。

（五）神经外科手术

肿瘤切除或其他神经外科手术后的脑脊液细胞分类困难。Wilkins、ODom（1966）发现脑脊液呈炎性反应。手术后头 4 d 见较多的多形核白细胞、淋巴细胞、单核吞噬细胞，以后见激活型单核样细胞和吞噬细胞（含铁血黄素、粒细胞）增高。Wilkins、Odom（1966）发现异常细胞的百分率在手术中或手术后并不比手术前多。Bulhuizen（1978）发现脑肿瘤术后可提高肿瘤细胞检出的阳性率，可能与肿瘤的蛛网膜下腔播散有关。

非交通性脑积水作分流手术后的细胞学应视为异物反应性改变。Weissbach（1968）发现儿童脑分流术后细胞数增多。主要为淋巴细胞、单核吞噬细胞、巨细胞。有些作者曾反复发现巨细胞，特别是在瓣膜移植术后，少数作者还发现嗜酸性粒细胞。

上述细胞学改变部分为实验动物椎管内注入各种造影剂及手术后所支持。动物于第一期（24~48h 内）亦可见明显细胞数增多（多形核粒细胞为主），第二期则为单核吞噬细胞所取代。此种改变与蛛网膜下腔出血后的发现一致。

第三节　脑脊液细胞学诊断中的误漏诊

脑脊液细胞学检查对临床诊断，特别是对定性诊断的价值已日益受到人们的重视和信任，但稍有不慎或差错将会给临床诊疗工作和病情预后带来重大影响，有时甚至会造成严重后果和危及病人安全。因此，在工作中应时刻避免和防止发生误漏诊，尽最大努力减免不应有的失误。现将工作中容易发生误漏诊的原因和情况分述如下：

1. 所收集到的脑脊液细胞数量太少　一方面可因病情限制导致送检的脑脊液标本量太少,另一方面也可因脑脊液标本的送检方法不规范,或脑脊液收集器的质量欠佳造成细胞的大量丢失,而无法收集到足够量的脑脊液细胞数供检查。

2. 送检的脑脊液标本在体外放置的时间过长　脑脊液离体后应尽快地送检和进行细胞的收集及固定,否则将导致细胞的变形、变性和自溶,且脑脊液细胞在体外置放的时间越长,细胞损伤会越严重。

3. 离心机的启动过猛或初速过快　由于这种突然的外力作用,常易导致脑脊液细胞的相互撞或(和)撞向沉淀管的管壁,而造成不同程度的细胞破损和变形。

4. 揭滤纸不当和细胞贴片不牢　前者可在揭滤纸时由滤纸带走不同数量的脑脊液细胞,后者可在用水冲片时冲走不同数量的脑脊液细胞,而影响观片。

5. 细胞垒叠过多过密或染色过深过浅　可由细胞收集器和染液质量、染色技术和经验等多种因素所引起,将严重地影响细胞观片(有时甚至无法观片)和检查结果的分析。

6. 观片经验不够和联系临床不紧　如将正常细胞误为病理细胞,或将病理细胞误为正常细胞,或将某些病毒细胞或细菌、真菌等致病体漏看了,或将污染的真菌或细菌等看成为致病体等等。如再不很好地联系病人的临床实际和深入分析,均可造成脑脊液细胞学检查的误漏诊。

第四节　脑脊液细胞分类中常见的几个问题

在脑脊液细胞检查中，特别是炎症性中枢神经系统病变时，脑脊液细胞的分类的意义是显而易见的。一个正确的分类往往为炎症的特征的判断提供依据，有时甚至可做出某一炎症类型的诊断。如一个疑为结核性脑膜炎的患者脑脊液中为嗜中性粒细胞、单核吞噬细胞、淋巴样细胞、浆细胞这一混合性多种类型的细胞反应，而嗜中性粒细胞占相当的比例，则支持结核性脑膜炎的诊断。但在分类时，常因制片过程中细胞的自然改变，外来因素的干扰，时间因素等影响细胞分类。其中以穿刺后细胞溶解更为重要。因脑脊液细胞离体后自然溶解速度常常加速，特别在室温条件下，如耽误时间长则自溶现象更为严重。这样常常使一份难以取得的标本在精心制作后，令人痛心地报废。为了尽量避免穿刺后的细胞溶解，脑脊液应尽快作定性或定量的细胞学检查，否则变性细胞易导致误诊。除了蛋白量、pH值等影响因素外，还须考虑以下三种因素：①穿刺和制备标本所耗时间；②脑脊液储存的温度；③细胞本身的类型。

以下观察可供脑脊液细胞检查等参考

（1）室温下，脑脊液于穿刺后 2h 内细胞数有明显下降，24h后细胞不再有活力，48h 后细胞多数破坏。

（2）温度下降，细胞溶解度亦下降。Stolze（1943）将脑脊液存于 0℃下，7d 仍能观察到细胞。

（3）嗜中性和嗜酸性粒细胞最敏感，首先发生细胞溶解。单核吞噬细胞欠敏感，胞浆内吞噬物越多变性变快，此与细胞本身的功能有关。淋巴细胞则保存时间最长,浆细胞变性较快,肿瘤细胞早期即有变性。

如果在细胞分类中忽略以上三个因素,那么室温下保存24h标本的细胞学检查将产生错误的细胞分类,例如粒细胞脑膜炎的标本由于粒细胞变性消失较快,细胞学分类将与浆液性脑膜炎无法区别,可见细胞变性的影响可能是导致误诊的原因。嗜中性粒细胞有时出现分叶核的融合,或者形成细胞残影。嗜酸性粒细胞变性时核消失,而嗜酸性颗粒仍保存。圆细胞变性时有皱缩倾向,核均一,胞浆内有空泡。变性的单核样吞噬细胞往往会造成诊断上的严重问题,此细胞可呈单纯性细胞溶解,胞体丧失,均一形核、核断裂、固缩、空泡变性等。特别是空泡变性细胞、尘粒吞噬现象与肿瘤细胞(戒指状瘤细胞)、吞噬细胞(脂肪吞噬细胞、红细胞吞噬细胞等)鉴别发生困难。

第五节　脑脊液细胞学综合征

Sayk 和 Olischer 曾根据正常和病理细胞的比例而将脑脊液类型,特别是炎症背景的细胞,归纳为几种细胞形态学综合征(表7-2)。尽管这些综合征的类型对许多感染性疾病几乎是特征性的,但偶可导致误诊。此时所讨论的细胞学综合征和其鉴别诊断对说明细胞学特点将有助益,但有时不足以说明病因和机制。现分述如下:

MS:多发性硬化　　　　　　SSPE:亚急性硬化性全脑炎

TM:结性脑膜炎　　　　　　GBS:格林-巴利综合征

ALS:肌萎缩性侧索硬化症　　SAH:蛛网膜下腔出血

表 7-2 脑脊液细胞形态学综合征

		细胞计数	主要细胞	其他细胞	病理学	疾病
淋巴细胞综合征	淋巴细胞反应	正常和轻度升高	淋巴细胞	淋巴样细胞单核细胞	非特异、慢性、炎性脑膜刺激	癫痫、外伤、髓痨、MS、SSPE、GBS
	淋巴样细胞反应	中度升高<700/mm³	淋巴样细胞浆细胞	少数单核细胞、吞噬细胞、粒细胞	急性、亚急性炎性脑膜反应	脑膜炎（病毒、TM、化脑恢复期、MS、GBS）
单核吞噬细胞综合征	单核样细胞反应	正常或轻度升高	单核样细胞、激活性单核细胞	淋巴细胞	非特异性慢性炎症反应	腰穿、气脑、造影手术、梗塞、肿瘤、ALS
	出现巨噬细胞的单核细胞反应	轻度或中度升高	红细胞、含铁血黄素吞噬细胞、脂肪吞噬细胞	单核样细胞、淋巴细胞、粒细胞	非特异性慢性炎症反应	SAH、脑出血
粒细胞综合征	嗜中性粒细胞反应	明显增加	嗜中性粒细胞	少数单核细胞、吞噬细胞、淋巴样细胞	脑膜急性粒细胞浸润	急性化脑、病毒脑炎早期、气脑、脊髓造影
	嗜酸性细胞反应	中度增加	嗜酸性粒细胞、嗜中性粒细胞、淋巴细胞	单核样细胞、淋巴样细胞	嗜酸性粒细胞性脑膜炎	寄生虫性脑膜炎、病毒、梅毒、出血、嗜酸性肉芽肿
混合性细胞反应综合征		中度升高<700/mm³	嗜中性粒细胞、淋巴、淋巴样细胞、单核样细胞	浆细胞、嗜酸性粒细胞	亚急性脑膜炎	脑膜炎、脑脓肿

(一)圆细胞综合征或淋巴细胞综合征

1. 淋巴细胞反应

（1）特点：为细胞计数正常或稍增多，淋巴细胞较单核吞噬细胞的比例大于正常，偶见转化型淋巴细胞。

（2）组织学：非特异、慢性脑膜刺激。

（3）病变：癫痫、颅脑外伤、脊髓痨、某些神经系统免疫性疾病如多发性硬化、格林－巴利综合征。

2. 淋巴样细胞反应

（1）特点：细胞数中度增多（最高可达 700 个/mm³），可见刺激性圆细胞（转化型淋巴细胞、淋巴样细胞和浆细胞），细胞比例明显转向圆细胞增多，仅见少量单核吞噬细胞和嗜中性粒细胞。

（2）组织学：急性或亚急性炎性脑膜改变（抗原－抗体等反应）。

（3）病变：病毒性脑膜炎、细菌和结核性脑膜炎恢复后期、多发性硬化、格林－巴利综合征、各种原因的脑脊髓炎。

(二)单核吞噬细胞综合征

1. 单核样细胞反应

（1）特点：细胞总数正常或轻度增高、单核吞噬细胞相对性或绝对性增多，并见激活型单核样细胞增多。

（2）组织学：非特异性慢性炎性脑膜刺激。

（3）病变：脑脊液腔的医源性干扰（腰穿、气脑、手术）、脑脊液腔周围病变（出血、脑炎、肿瘤）、机械性脑膜刺激（外伤、围产期脑损害、陈旧出血）、变性如肌萎缩性侧索硬化症。

2. 单核样细胞反应伴有巨噬细胞

（1）特点:巨噬细胞内可见各种物质;含铁血黄素吞噬细胞提示出血;白细胞吞噬细胞提示细胞坏死等。

（2）组织学和病变:同单核样细胞反应。

（三）多形核粒细胞

1.嗜中性粒细胞反应

（1）特点:细胞总数高度增加,镜下见大量嗜中性粒细胞,亦见少数单核样细胞、巨噬细胞、淋巴样细胞。

（2）组织学:脑膜有粒细胞浸润。

（3）病变:急性细菌性脑膜炎、病毒性脑膜炎早期、非特异性脑膜刺激早期。

2. 嗜酸性粒细胞反应

（1）特点:细胞中度增多,镜下见较多的嗜酸性粒细胞,同时有嗜中性粒细胞和小淋巴细胞,有时见单核样细胞及单核样细胞及刺激型淋巴细胞。常为幼稚的嗜酸性粒细胞。

（2）组织学:嗜酸性粒细胞性脑膜炎。

（3）病变:中枢神经系统寄生虫感染、病毒性脑膜炎、特发性脑膜炎、神经梅毒、嗜酸性肉芽肿。

（四）多种细胞类型综合征

该综合征即混合性细胞反应(Mixed cell reaction)。

（1）特点:细胞总数增多(可高至 700 个/mm³),以嗜中性粒细胞为主,亦见小淋巴细胞、转化型淋巴细胞、淋巴样细胞、单核样细胞,偶见浆细胞和/或嗜酸性粒细胞。

（2）组织学:亚急性脑膜炎。

（3）病变:结核性脑膜炎、脑脓肿、早期病毒性脑膜炎、晚期化脑(抗生素治疗后)、隐球菌性脑膜炎以及非病原体引起的炎性反应(即软膜机械性刺激反应)。

　　总之,脑脊液细胞学检查的指征是广阔的,只要选择的病例不存在穿刺禁忌。细胞定性分析往往可迅速提供中枢神经系统感染的初步诊断,最后则由细菌学、病毒学以及血清学检查确诊。临床上根据上述各种细胞学特点。往往也可提示某种特殊疾病。例如细菌性脑膜炎(嗜中性粒细胞反应)、病毒性脑膜脑炎(淋巴样细胞反应)、脑脓肿(混合性细胞反应)、结核性脑膜炎(混合性细胞反应,常见淋巴样细胞)等。病程中多次观察还可说明药物疗程。

　　如临床上怀疑多发性硬化,而脑脊液细胞学上发现淋巴样细胞或浆细胞,则支持该诊断。血管性或机械性中枢神经系统损害时,脑脊液细胞学呈单核样细胞反应,伴有含铁血黄素吞噬细胞。原发性或转移性瘤以及脑膜白血病可依靠细胞定性检查诊断,有时甚至可判断为某种类型的肿瘤。由于脑膜白血病可进行鞘内化疗,故可借细胞学分析来判断预后,这较单靠细胞总数可靠。

第六节　脑脊液标本的细胞学诊断

(一)临床资料和标本资料

　　在做出脑脊液细胞学诊断之前,检查者首先需要掌握有关病人的临床和脑脊液标本的广泛资料。我们通过长期的实践,以下的资料是必需的。

　　1.临床诊断是什么?

　　2.哪些临床上或细胞学上问题要求这次细胞学检查?

3. 是第一次穿刺还是重复穿刺？何时作最后一次穿刺？

4. 这次穿刺应用何种穿刺法(腰穿、池穿、室穿)？

5. 这次穿刺的时间(日期、几时)？标本何时制定或固定？

6. 这次脑脊液的液量？

7. 脑脊液是否已固定？应用何法固定？

8. 细胞常规计数是多少？

(二)细胞学检查应包括的内容

1. 一般资料　包括细胞收集方法(离心法、微孔薄膜法、沉淀室法等)、尘粒污染程度以及细胞自溶程度。

2. 简单的细胞学资料,包括确认和不能确认的细胞数量。

3. 细胞分类结果　包括各种细胞(淋巴、淋巴样、转化型淋巴细胞、单核吞噬细胞等)的比例,可进一步计算各细胞的百分数。常规的细胞分类计数对有经验的检查者来说并不耗时过多。一般说来,正规的常规计数对下列情况是必要的:首先是对那些需要定期复查脑脊液细胞者,借以评价治疗效果和预后情况;其次是玻片上能明确分类的细胞太少,一般评价困难时,细胞定量检查有助于无经验的检查者。

4. 对初步结果中的细胞进行详细描述。有无刺激型淋巴细胞、激活型单核细胞等。

5. 对所发现的异常细胞应尽可能给予分类和描述其特点。

6. 应描述那些无病理意义的细胞类型,例如血细胞(血和骨髓污染)、室管膜细胞、脉络丛细胞等。

7. 应描述细胞以外的重要发现,如细菌、霉菌等。

8. 最后进行总结,说明细胞反应类型(尽可能与其他试验结果比较)、组织学类型、细胞诊断,并结合临床资料提示某一种临床诊断。

9.建议,可根据脑脊液细胞学检查结果提出是否要进行复查脑脊液细胞学等。

(三)脑脊液细胞学诊断的分类

我们在临床实践中通常将脑脊液细胞学诊断分为以下几大类:

1.正常脑脊液细胞学　包括细胞成分和细胞比率以及细胞计数均在正常范围内。

2.异常脑脊液细胞学　其中包括:

①各种炎症脑脊液细胞学诊断。如细菌、真菌引起的急性亚急性炎症,出血和变性病引起的非特异性炎症刺激反应。可表现为各种细胞类型;有的可查出特异的细菌,此时可做出病因诊断。

②肿瘤细胞可疑,是指标本中发现可疑肿瘤细胞,这些标本大多需进行随访。

③肿瘤细胞阳性。即脑脊液中发现了明确的肿瘤细胞,如原发性或转移性颅内肿瘤、白血病、淋巴瘤细胞等。

④血性脑脊液,见于外伤、术后、蛛网膜下腔出血和脑出血等,除见到大量红细胞外,常可表现为单核吞噬细胞综合征。

第七节　脑脊液细胞学的检查报告

脑脊液细胞学检查报告应包括以下几方面的内容:

1.脑脊液外观。

2.脑脊液红、白细胞计数。

3. 各类脑脊液细胞的绝对值和百分比。

4. 有无肿瘤细胞及其他异常细胞等。

5. 有无细菌、真菌和寄生虫等。

6. 建议,如需否复查和有关治疗措施等。

表7-3为脑脊液细胞学检查报告单样式,供参考:

表7-3 脑脊液细胞学检查报告单

检查号	检查日期:	年 月 日

临床诊断

姓名: 年龄: 性别: 科室: 床号: 住院号: 报告日期:

检查结果:脑脊液外观 白细胞计数 ____ $\times 10^9$/L 红细胞计数 ____ $\times 10^9$/L

白细胞分类:

淋巴细胞	%( )	激活淋巴细胞	%( )
单核细胞	%( )	激活单核细胞	%( )
吞噬细胞	%( )	噬中性粒细胞	%( )
嗜酸性粒细胞	%( )	浆细胞	%( )
嗜碱性粒细胞	%( )	其他有核细胞	%( )

其他细胞:

瘤细胞:

其他相关检查:

初诊意见及建议:

检查者签名:

第八章 中枢神经系统感染性疾病的
脑脊液细胞病理学

中枢神经系统感染性疾病是由不同病原体所引起的一组炎性疾病。临床上甚为常见。因其表现多相近似而常难鉴别。脑脊液细胞学检查可为其提供一种简便、快捷和有价值的辅助手段。

脑脊液细胞学检查比传统的病原学诊断和脑脊液常规检查具有以下优点：①若中枢神经系统感染软脑膜时，必有脑脊液腔中的细胞学改变。因此，脑脊液细胞学检查能准确而可靠的提示脑膜的感染情况，此为病原学诊断方法所不及。②脑脊液细胞学检查具有一套完整的细胞，且可通过细胞形态学的分类和细胞学的动态变化来推测脑膜乃至脑实质的病理学改变。此为传统的脑脊液检查方法难以实现的。

但是，脑脊液细胞学检查如其他任何一项实验室检查一样，在中枢神经系统感染性疾病的临床应用中也有一定的局限性，如一些疾病在脑脊液细胞学表现上的相互重叠，某些疾病的脑脊液细胞学变化受各种外来因素的影响（不规则抗生素的使用改变化脓性脑膜炎脑脊液细胞学的通常变化规律）。这些仅靠脑脊液细胞学诊断疾病就有误诊的可能。因此在中枢神经系统感染性疾病的脑脊液细胞学检查时，除了要不断探索不同感染所引起的脑脊液细胞学的特殊变化规律外,还要密切结合临床资料,必要时可借助近代细胞学诊断技术,才能提高脑脊液细胞学诊断的准确性。在中枢神经系统感染性疾病的脑脊液细胞学诊断中,还要特别提及的是动态观察,这不但有利于诊断,也可借此了解各种中枢神经系统感染的病理生理的改为。因为一次脑脊液细胞学的改变仅能反映感染过程的瞬间变化,只有动态观察才能窥其实质和全貌。

尽管如此,大量的临床实践证明,在中枢神经系统感染性疾病的诊断、病理随访、疗效判断等方面,脑脊液细胞学仍不失为一项很有价值的辅助诊断手段。

感染性疾病脑脊液细胞学的变化规律为:

神经系统感染性疾病只有当脑膜受侵犯时,才有细胞学的改变。尽管软膜对各种不同性质的感染呈相同反应,但在不同病期的脑脊液细胞学各自具有很大变化,因此脑脊液细胞学诊断常常有赖于动态观察,即要进行重复腰穿以获得中枢神经系统感染者脑脊液细胞学的动态变化的资料。了解和掌握这些细胞学变化规律则有利于做出正确的临床诊断。

一般感染性病变的脑脊液细胞学可分为三个时期,与机械性刺激(如气脑、蛛网膜下腔出血)所见相似。

(1)急性炎症期 如粒细胞反应;

(2)亚急性增生期 为淋巴样细胞反应;

(3)修复期 为单核样细胞反应。

这三个时期在不同感染性疾病中的区别为:

①化脓性脑膜炎的急性期最突出,持续时间最长;

②病毒性脑膜炎的亚急性期出现较早,持续最长;

③结核性脑膜和脑脓肿则各期可同时出现,持续时间亦较长。

总之,嗜中性粒细胞的存在提示炎症存在,粒细胞数量反映病变活动的程度,只要有刺激型淋巴细胞存在,则仍有免疫反应活动。修复期一般不存在抗原反应,可持续数月。"无菌性的脑脊液"者仍可有细胞学改变,这提示感染尚未完全消退。

第一节　化脓性脑膜炎

化脓性脑膜炎又称细菌性脑膜炎,是一种由细菌直接侵入中枢神经系统的严重的感染性疾病。常见的致病菌有脑膜炎双球菌、肺炎链球菌和流感杆菌等。脑脊液细胞学检查作为诊断依据,除细胞计数增高、糖及氯化物降低外,脑脊液细胞学还有其特征性改变。

(一)脑脊液常规检查

脑脊液外观早期仍清亮,稍后显浑浊或呈脓性。白细胞计数每立方毫米可达数千至数万,糖及氯化物含量降低,约半数以上病人离心后的脑脊液涂片上可发现致病菌。(图8-1、图8-2、图8-3)。

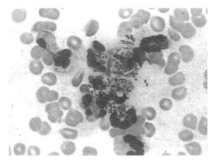

图8-1　化脓性脑膜炎

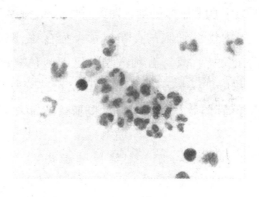

图8-2　化脓性脑膜炎

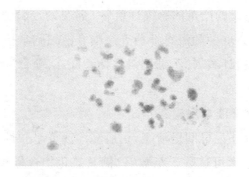

图8-3　化脓性脑膜炎(革兰染色)

(二)脑脊液细胞学特点

脑脊液细胞学检查分为三期:

1. 渗出期(发病 3d 内) 此期呈嗜中性细胞反应。细胞计数可高达 $2000×10^6$/L 或更多,以嗜中性粒细胞反应为主(图8-4),最高可占白细胞计数的 90% 以上,且以杆状核细胞多见(很快成为分叶核),可见核左移。这类细胞对细菌有很强的吞噬作用。粒细胞增多主要是由毒素刺激和血管渗出所致。此外尚有可见少量淋巴样细胞、浆细胞、嗜酸性粒细胞和单核样细胞,嗜碱性粒细胞则极少见(且主要多见于儿童病人)。由于致病因素的持续作用,有些嗜中性粒细胞胞体变小,染色变灰,核染色质浓密呈块状,胞浆浑浊,颗粒消失,胞体破碎或轮廓模糊,而成为脓细胞,感染严重时嗜中性粒细胞胞浆内可见中毒性颗粒。各类细菌性脑膜炎急性期的脑脊液细胞学改变并无特异性,单纯的白细胞计数升高对预后判断并无意义,但较差的细胞反应性则有诊断价值(提示机体免疫功能较差),并且抗生素治疗的头几天里仍可有嗜中性粒细胞增多,在分析脑脊液细胞学检查结果时须加注意。此期间细胞数很多,观片中多可见到相应的致病菌。

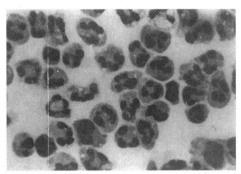

图 8-4　化脓性脑膜炎渗出期

2. 增殖期（发病 3d 后），以单核——吞噬细胞反应为主（图 8-5）。在有效的抗生素治疗以后,脑脊液白细胞总数,特别是嗜中性粒细胞计数急剧减少,多数嗜中性粒细胞处于退化状态,胞核分叶较多和更趋致密。单核样细胞明显增多,多数已发育成为吞噬细胞,并对细菌具有强大的吞噬作用。后期尚能吞噬粒细胞和浆细胞。浆细胞的外形不清,胞浆内含有较多空泡,吞噬细胞和浆细胞显示有限的有丝分裂。

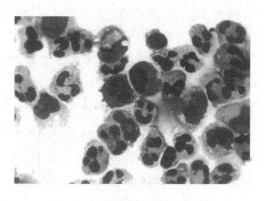

图 8-5　化脓性脑膜炎增殖期

3. 修复期（发病 10d 后）以淋巴细胞反应为主（图 8-6）。在有效抗生素治疗数天后，脑脊液白细胞总数接近正常，嗜中性粒细胞完全消失；巨噬细胞数量减少和老化，如吞噬活动减弱，胞浆和胞核出现凹痕，胞浆中有较空泡形成，以及浆细胞的明显减少。细胞正常化的首先标志为不活跃的小淋巴细胞和单核细胞的增多，当二者的比例正常化，所有病理细胞完全消失和白细胞总数正常时，提示修复完全。

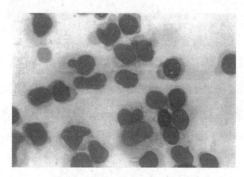

图 8-6　化脓性脑膜炎修复期

细菌性脑膜炎的上述不同期相及其脑脊液细胞学的改变

与细胞的毒性、病人的自身抗病能力和抗生素的疗效等因素有关。增殖期可出现炎症的再次暴发或进入慢性期。前者的脑脊液细胞学特点为嗜中性粒细胞的再次增多，后者为单核样细胞、淋巴细胞和嗜中性粒细胞的数量大致相等(图 8-7)。故对此类病人进行脑脊液细胞学的追踪观察实为重要。

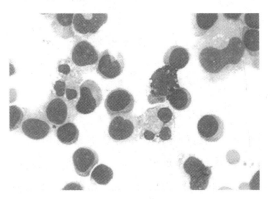

图 8-7 化脓性脑膜炎慢性期

(三)脑脊液细胞学的鉴别诊断

1. 病毒性脑炎 急性期亦以嗜中性粒细胞反应为主，但所占比例相对较低,持续时间甚短,常于 24d 内明显减少或消失,并很快被淋巴细胞增多所替代。由于此类病员一般来诊较迟,故临床上所取病毒性脑膜炎的脑脊液标本多已进入淋巴样细胞反应阶段,而无或很少见有嗜中性粒细胞。为此,短时间内脑脊液细胞学的动态观察是鉴别二者的最好方法。

2. 结核性脑膜炎 嗜中性粒细胞所占比例低于化脓性脑膜炎,虽经治疗亦无骤减趋势,而较长期地存在于结核性脑炎的全过程,并伴有相当数量的激活淋巴细胞和单核细胞。

3. 脑血管意外 脑蛛网膜下腔出血和出血性脑梗死早期

亦可出现明显的嗜中性粒细胞反应,有时可高达 90% 以上。常藉红细胞的大量出现可与化脓性脑膜炎相鉴别。临诊时有时甚难与出血性化脓性脑膜炎鉴别,但出血性脑血管病的激活单核细胞一般出现较早（常于病后 24~48d 内出现）,必要时可行 NBT 染色以资鉴别。

第二节 结核性脑膜炎

结核性脑膜炎为细菌性非化脓性脑膜炎,是一种严重的结核病,可伴有全身粟粒性结核,多为结核杆菌血行播散的结果。诊断依据是在脑脊液中找出结核杆菌及脑脊液有关生化指标,如氯化物和糖降低、蛋白高等。因一般不易从脑脊液中找到结核杆菌,细菌培养和动物接种的周期也较长,故脑脊液细胞学检查更具有重要的诊断价值。

（一）脑脊液常规检查

外观清亮或呈毛玻璃样,蛋白含量增高,糖和氯化物降低,细胞计数多在（100~1000）×10^9/L。

（二）脑脊液细胞学特点

病初 10d 左右,嗜中性粒细胞的比例较高（可达 60%~80%）（图 8-8）,核左移不明显。随着病情发展,淋巴细胞,激活淋巴细胞,激活单核细胞和浆细胞的比例增加,常见嗜中性粒细胞、淋巴细胞、激活淋巴细胞、单核细胞、激活单核细胞和浆细胞并存,比例相差常不甚悬殊,称混合型细胞反应（图 8-9）。这种混合型细胞反应一般持续时间较长,短时间内常无明显变化,为结核性脑膜炎脑脊液细胞学的最显著特征。混合型细胞反应中以淋巴样细胞为主，且最常见，可能是结核杆菌纯蛋白衍生物（PPD）刺激所致，是结核性脑膜炎的又一脑脊液细胞学特征。经过适当治疗后，病情好转。此时脑脊液中嗜中性粒细胞消失，主要为淋巴细胞及单细胞（图8-10）。慢性期可呈持续混合细胞反应（图8-11）。由于玻片离心沉淀法的收集率较高，致使结核性脑膜炎患者脑脊液中的结核杆菌的收集率也相应提高，大大地增加了抗酸染色法发现抗酸杆菌的机会。

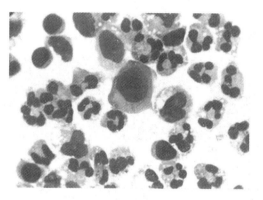

图8-8 结核性脑膜炎渗出期

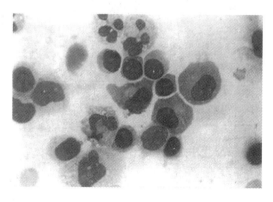

图8-9 结核性脑膜炎增殖期

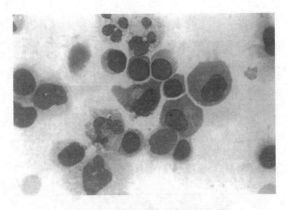

图 8-10　结核性脑膜炎修复期

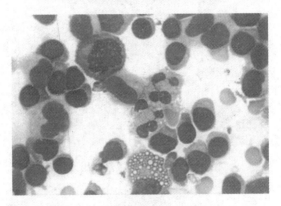

图 8-11　结核性脑膜炎慢性期

(三)脑脊液细胞的鉴别诊断

1. 其他细菌性脑膜炎　脑脊液细胞学的变化较快,早期多以嗜中性粒细胞占绝对优势,少见浆细胞,有时可同时发现相应细胞。

2. 病毒性脑膜炎　常为典型的淋巴样细胞反应,嗜中性粒细胞较少见,可同时伴有激活的单核细胞。有些病毒(如单纯疱疹病毒)性脑膜炎的脑脊液淋巴样细胞内常可见典型的包涵体,此为病毒性脑膜炎的特征性细胞学改变。

3. 脑寄生虫病 常见较多的嗜酸性粒细胞和伴有淋巴样细胞反应。嗜酸性粒细胞的持续时间较长。国内尤以猪囊虫病为多见。

4. 多发性硬化 脑脊液细胞数较少,多不超过 $100 \times 10^9/L$,浆细胞计数及所占比例较高,不呈混合型细胞反应。

第三节 病毒性脑膜炎

引起病毒性脑膜炎的病毒种类繁多,几乎所有病毒均可引起脑脊液细胞学的改变。由于抗生素的广泛应用,化脓性脑膜炎的发病率较前降低,病毒性脑膜炎却呈显著增高趋势。

(一)脑脊液常规检查

外观无色透明,细胞计数多在$(50\sim500)\times10^6/L$之间,糖含量正常,蛋白含量轻度增高,氯化物含量正常。

(二)脑脊液细胞学特点

早期可有明显的嗜中性粒细胞反应,但因持续时间短(可仅数小时,一般为24~28h),又因病人往来诊较迟,致使检查中很难见到病毒性脑膜炎患者脑脊液的嗜中性粒细胞反应,而由淋巴细胞、淋巴样细胞和浆细胞的增殖所替代,形成病毒性脑膜炎的典型脑脊液细胞学改变——激活淋巴细胞反应（图8-12）。这些较一致的异型淋巴细胞的胞体较大,胞浆蓝色,核染色质疏松,可见明显核仁,有时易与淋巴细胞相混淆。另一种特殊形式的激活淋巴细胞——脑样细胞亦常见于病毒性脑膜炎。随病情发展而进入修复阶段时,可出现单核细胞和激活单核细胞(图 8-13)。

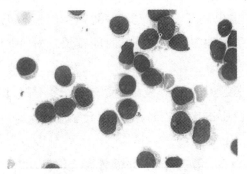

图 8-12　病毒性脑膜炎增殖期

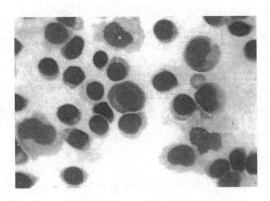

图 8-13　病毒性脑膜炎修复期

　　单纯疱疹病毒性脑膜炎的脑脊液淋巴样细胞中,常可见到特征性的浆内包涵体(图 8-14、图 8-15),包涵体是细胞内分泌物,暂存于细胞内的一种形式,以备急需之用。内容物主要为蛋白质、含铁血黄素、黏多糖和其他产物,在单纯疱疹病毒性脑炎时,这些产物可充满在淋巴样细胞胞浆中,但柯萨奇病毒,埃可病毒和脊髓灰质炎等肠道病毒仅引起淋巴细胞和单核细胞增加,而无此类包涵体。

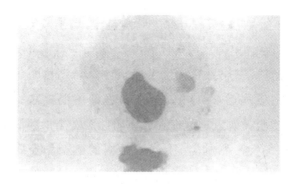

图 8-14　病毒性脑膜炎

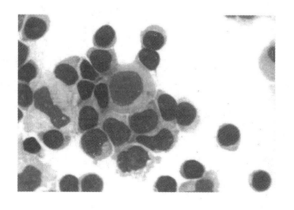

图 8-15　病毒性脑膜炎

　　淋巴细胞脉络丛脑膜炎的脑脊液细胞学改变为淋巴细胞增多并占绝对优势,无粒细胞反应期。

(三)常见病毒性脑膜炎

　　1.单孢病毒脑炎(坏死性出血性脑炎)　早期脑脊液细胞数(50~100)×10⁶/L,多达 1000×10⁶/L,嗜中性粒细胞可达 50%~60%,2d 后下降,以淋巴反应为主,伴转化型淋巴细胞、激活淋巴细胞和浆细胞、嗜酸性粒细胞等,在淋巴样细胞胞浆中可见到特征性包涵体,并有大量红细胞。修复期主要为激活单核细胞、吞噬细胞。单孢病毒抗体滴度升高,有助于诊断。用 ELISA 法测定脑脊液中病毒特异性 IgM 抗体是早期诊断单孢脑炎的主要方法,发病后 2~12d 内单孢脑炎的主要方法,发病后 2~12d 内单孢脑炎病人均可查到 IgM 阴性而做出诊断。

2. 流行性乙型脑炎 上蠓蚊传播的乙型脑炎病毒感染所致,是一种严重的流行性脑炎。急性期脑脊液细胞数高达(50~500)×10⁶/L,多达 1000×10⁶/L,早期为嗜中性粒细胞和单核细胞增多的混合型细胞相,一周后嗜中性粒细胞下降,以淋巴和淋巴样细胞为主,并有少量浆细胞,偶见淋巴细胞核的有丝分裂。流行性乙型脑炎的淋巴细胞亚群测定显示 T 淋巴细胞辅助细胞(CD4)与 T 淋巴细胞抑制细胞(CD8)的比例增高,并有 IgG 增高,可作为病态的动态观察和免疫特征指标。

3. 艾滋病(AIDS) 获得性免疫缺陷综合征,系由人类免疫缺陷病毒(HIV)感染引起的严重细胞免疫为特征的一种疾病。诊断依据主要为血、脑脊液和脑组织中的 HIV 抗体测定及病毒颗粒的分离。

(1)HIV 脑病(AIDS) 以进行性痴呆为特征。脑脊液细胞计数可正常,1/4 病人有单核细胞增多,可见有不典型的淋巴细胞,多核巨细胞和浆细胞。

(2)急、慢性 HIV 脑膜炎,脑脊液细胞计数可有中等增多,以混合型细胞反应为主,有时可合并有其他非细菌感染的脑膜炎,如梅毒性脑膜炎。

(3)继发于 AIDS 的中枢神经系统机会性感染,包括细菌性

（分枝杆菌、沙门菌、奴卡菌等）、病毒性（巨细胞、单孢、乳头多瘤空泡病毒等）、真菌、弓形体、螺旋体等感染的脑炎、脑膜炎。

（4）其他病毒感染 如淋巴脉络丛病毒、埃可病毒、腮腺炎病毒脑炎。脑脊液细胞计数可高达（500~1500）×10^6/L，淋巴细胞达90%，浆细胞比例升高。

①柯萨奇病毒脑炎：脑脊液计数可达（100~200）×10^6/L，早期以混合型细胞反就在，恢复期以小淋巴、单核细胞为主。

②巨细胞病毒脑炎：淋巴细胞浆内，或核内可见包涵体。

5. 慢病毒感染 系指某些普通病毒和非普通病毒在特殊条件下引起人类的一种不同寻常的慢性疾病，常见的有：

①亚急性硬化性全脑炎（SSPE）：脑脊液细胞计数轻度增高，以淋巴细胞为主，可见嗜酸性粒细胞和浆细胞，脑活检可找到细胞内包涵体。血清和脑脊液中有高滴度的麻疹抗体。

②进行性风疹性脑炎：脑脊液细胞计数约40×10^6/L，以淋巴细胞反应为主。

③亚急性海绵状脑病（CJD）和进行性多灶性白质脑病，脑脊液细胞计数大致正常，诊断主要依靠影像学，脑活检及病毒分离。

（四）脑脊液细胞学的鉴别诊断

1. 化脓性和结核性脑膜炎的恢复期 亦呈激活淋巴细胞反应，此时仅靠脑脊液细胞形态较难鉴别，而需结合临床全面考虑，必要时可行免疫荧光抗体等检查协助诊断。

2. 多发性硬化 细胞数较少，多在（10~30）×10^6/L之间。可见到浆母细胞，又称多发性硬化性浆细胞，与病毒性脑膜炎的典型浆细胞不同。

3. 淋巴瘤　瘤细胞胞浆更呈嗜碱性,有空泡,核仁大而蓝,细胞形态均一,背景较少见到正常淋巴细胞。

第四节　部分治疗性脑膜炎

部分治疗性脑膜炎是指脑膜炎患者应用抗生素治疗后,使临床表现和实验室检查变得非常不典型,使细菌性脑膜炎发病阶段的典型症状的实验室检查面目全非。在脑脊液细胞学方面表现有白细胞计数升高,多在 50×10^6/L,很少超过 1000×10^6/L。有时以多形核占优势,细菌培养及涂片均为阴性。临床诊断常常徘徊在化脑、结脑、病脑,甚至真菌性脑膜炎之间,给诊断带来一定的困难,需临床追踪观察,或通过脑脊液细胞学以外的其他脑脊液检查的方法来确定诊断, 如乳胶凝聚试验,对流免疫电泳法和免疫荧光试验等脑脊液中细胞抗原特异性免疫学检查。

第五节　真菌性脑膜炎

近十年来,中枢神经系统真菌感染的发生率有增长趋势,主要原因有:

①由细胞介导的免疫缺陷的人群有所增长,如艾滋病、淋巴瘤和应用皮质激素等。

②由于应用细胞毒性的化疗药物,如大量的皮质激素和糖

尿病引起的嗜中性粒细胞减少；

③经常应用广谱抗生素；

④一些创伤性器械检查将真菌带入中枢神经系统；

⑤器官移植，由供者器官所带入或由于导管或外科操作过程中的传递造成。

以新型隐球菌性脑膜炎最常见。其他真菌性中枢神经系统感染，如皮炎芽生菌、组织胞浆菌、曲霉菌、青霉菌、藻类菌和孢子丝菌病等较少见。

（一）新型隐球菌性脑膜炎

1. 脑脊液常规检查　外观清亮或微浑，90%以上患者的脑脊液细胞计数均有增高，多在 $100×10^6/L$ 左右，有时可见大量形态不一的圆形球菌，小的隐球菌似红细胞大小，大的比白细胞大，菌体体壁呈双层发光圈，可见单芽或双芽。普通光镜下不易见到荚膜，应进一步做细胞学检查，脑脊液生化检查显示蛋白质增高，糖和氯化物降低。

2. 脑脊液细胞学特点　脑脊液轻细胞玻片离心后，对所收集物行 MGG 染色，常可在脑脊液标本中直接发现隐球菌，常成簇排列。菌体圆形，直径 $5\sim15\mu m$，MGG 染色呈蓝色，无核，荚膜染色深，周边有辐射状毛刺，常于圆形菌体上长出较小的芽孢，菌体中心折光性较强（图 8-16）。必要时可行墨汁染色予以确认。墨汁染色后在光镜下可见在黑色背景中较亮得发白光的隐球菌，菌体圆形，荚膜较宽，菌体内颗粒状物质清楚可见，出芽菌体呈葫芦状或哑铃状。

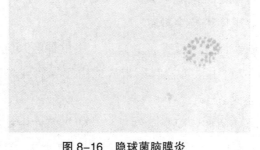

图8-16　隐球菌脑膜炎

有人对新型隐球菌三种检查方法的结果进行过对比性观察,发现细胞玻片离心法检出的阳性率最高,但菌体形态特征不如墨汁染色和计数法观察法明显,后一种方法的菌体形态明显,尤以墨汁染色法为甚,但阳性率较低,故认为三种方法可同时互补使用, 故需进一步确诊还可进行培养。隐球菌易于在37℃沙保培养基中生长,有条件的实验室于脑脊液检出隐球菌后还可同时做培养以便进一步做出鉴别诊断。还可行小鼠腹腔接种试验,即取腹腔液墨汁染色可见大量隐球菌,但需时甚长(48d),不易作为诊断的常用方法;但如加大脑脊液的注射量则可缩短实验时间,故仍不失为一种好的诊断辅助手段。

脑脊液细胞学变化以激活淋巴细胞和单核-吞噬细胞反应为主,后者常可吞噬隐球菌,类似脂肪吞噬细胞和红细胞吞噬细胞。

3. 脑脊液病原学检查的新方法　近年来,Bernad 报道了隐球菌性脑膜炎病原学检查的新方法,取 3~4mL 脑脊液靠重力作用从醋酸滤膜滤过,薄膜上有许多直径为 5μm 的小孔。将滤膜用 95%的乙醇固定 2min,用 Papaniconlaous 法染色,再用粘液羊红作补充染色,使隐球菌荚膜多糖结构更为明显。取脑脊液后应尽快检查,若因故需要延迟数小时则必须用等量的50%的乙醇与其混合,以保存标本。此法阳性率达100%。

4. 脑脊液细胞学的鉴别诊断

(1)结核性脑膜炎:两者均呈慢性过程,细胞学鉴别较困难,但隐球菌性脑膜炎的脑脊液细胞学的异常反应多较轻,脑脊液中的细胞计数较少,且经细胞玻片离心后的两者脑脊液中的均有较多机会找到病原菌,可协助鉴别。

(2)污染物:如滑石粉和淀粉样小体等污染物均可与隐球菌相似。通过 PAS 和墨汁染色可资鉴别。

(3)淋巴瘤:细胞胞体多奇形怪状,核呈豌豆状,通过淋巴细胞亚群的检查可做出鉴别。

(二)孢子丝菌体

孢子丝病菌是一种由申克孢子丝菌所引起的一种皮肤深部真菌病,引起中枢神经系统感染的国内已有 4 例报道,国外已有 16 例报道。脑脊液直接镜检可见圆形、椭圆形或梭形孢子。经培养可见直径为 1mm 圆形,光滑、湿润菌落,镜下符合申克孢子丝菌的菌体形态特征。脑脊液分类以淋巴细胞增高为主,如在脑脊液中检出病原菌或经脑脊液培养,分离到申克孢子丝菌则可确诊。

第六节　螺旋体感染

(一)神经梅毒

近年来其发病率在国内有所上升。系由梅毒螺旋体感染侵犯中枢神经系统的疾病。间质型和实质型神经梅毒的脑脊液细胞计数可有中等增高,以淋巴细胞反应为主,浆细胞相对增高,可见嗜酸性粒细胞。治疗后以淋巴细胞、单核细胞为主。

1. 脑膜血管性梅毒(间质性梅毒):在梅毒感染后 2~3a 出现。

①梅毒性脑膜炎:脑脊液细胞计数可达$(20~500)×10^6$/L,早期为嗜中性粒细胞、淋巴细胞混合相,有少量嗜酸性粒细胞,治疗后细胞数下降,以淋巴、单核细胞为主。

②血管梅毒:血管梗塞、树胶样囊肿病变的脑脊液细胞可达$(20~100)×10^6$/L,早期为嗜中性粒细胞、淋巴细胞混合相,有少量嗜酸性粒细胞;治疗后细胞数下降,以淋巴、单核细胞为主。

2. 实质性梅毒:麻痹性痴呆(GPI)和脊髓痨,在梅毒感染后 10~15y 发病。脑脊液细胞计数可达$(100~200)×10^6$/L,以小淋巴细胞、激活单核细胞、浆细胞为主,浆细胞在 GPI 中有时可达 0.5%,并可见到包涵体。脑实质中可发现梅毒螺旋体,梅毒抗体反应 100% 为阳性。

(二)莱姆病

莱姆病(lymes)系由蜱传播媒介的伯氏疏螺旋体感染所致的一种多系统传染病。莱姆病脑膜炎在螺旋体感染后数周至数月出现症状,脑脊液细胞计数可达$(10~500)×10^6$/L,以激活淋巴细胞为主,另有激活单核细胞和浆细胞,有少量嗜中性粒细胞和嗜酸性粒细胞。经抗生素治疗后细胞计数下降。抗莱姆病毒抗体(IgM 在感染后 3 周出现,IgG 在 6 周后出现)检查可协助诊断。

被感染的蜱叮咬后不一定都得莱姆病,因为人的血清可有抗此种螺旋体的活性物质之故。

第九章　神经系统免疫性疾病的
脑脊液细胞学

第一节　神经系统免疫性疾病

从免疫学观点看,中枢神经系统是一个免疫器官,许多疾病的免疫病理改变往往只能从脑脊液中表现出来。大量的实验和临床资料表明,神经系统许多疾病的发病是与免疫机制相关的。我们将这类与免疫疾病相关或可能相关的疾病称为中枢神经系统免疫性疾病。近年来,随着脑脊液细胞收集技术的不断改进和脑脊液细胞学检查的广泛开展,脑脊液细胞学在神经系统免疫性疾病的辅助诊断方面所起的重要作用越来越受到人们的重视,对这类疾病的脑脊液细胞学研究的报道逐渐增多。目前被公认为神经系统免疫性疾病的有多发性硬化、视神经脊髓炎、急性播散性脑脊髓炎、急性感染性多发性神经根神经炎(格林–巴林综合征)、重症肌无力、精神分裂症和红斑狼疮等。目前已知免疫介导的神经系统疾病见表9-1。

研究这些疾病的脑脊液细胞学即免疫学异常,是临床的一个重要课题。特别是这类疾病的脑脊液免疫活性细胞功能的研究,对阐明它们的发病机制,指导免疫治疗等均有一定价值。

表 9-1 免疫学介导的神经系统疾病

疾病	靶抗原	交叉反应抗原	介导者
1. 主要是抗体免疫介导的疾病			
重症肌无力（EAMG） 小舞蹈病 副肿瘤综合征	神经肌接头的 AchR 尾状核和下丘脑神经元,各种抗原(肌无力、多神经炎、自主神经功能碱)	胸腺细胞、胸腺和细胞链球菌肿瘤	抗体、CMI 抗体,CMI
系统性红斑狼疮（NZB 小鼠的 SLE）	脑神经元 脉络丛	淋巴细胞,其他病毒和组织抗原	抗体 IC
精神分裂症 结节性多动脉炎	多功能神经元 末梢神经血管	不明 不明	抗体(？) 抗体
2. 主要是细胞免疫介导的疾病			
多发性硬化	髓鞘和/或少突胶质细胞抗原(？)	不明	不明 CMI(？)
狂犬病疫苗接种后脑脊髓炎	PLB	不明	CMI,抗体
副感染性脑脊髓炎	不明	病毒抗原	不明
慢性多发性神经炎（EAN）	髓鞘抗原	不明	不明
格林-巴利综合征（MD）	髓鞘抗原	不明	CMI,抗原(？)

注:CMI:细胞介导的免疫反应 MD:MAREK's 病

第二节　几种常见神经系统免疫性疾病的
脑脊液细胞学特征

一、多发性硬化

多发性硬化（MS）是由易感个体病毒感染所诱发的中枢神经系统白质区局灶性脱髓鞘性免疫性疾病。由于脑脊液离脑和脊髓最近，其病理变化常能较早的从脑脊液中得到反应，故脑脊液及脑脊液细胞学检查更有利于其免疫病理损伤机制的了解。此外，脑脊液检查对多发性硬化的诊断、鉴别诊断也极为重要。常规脑脊液检查包括细胞计数与分类、蛋白、定量及寡克隆带的检测等。应用分子免疫学技术检测脑脊液中与自身免疫相关的淋巴细胞和细胞因子分泌细胞已成为认识多发性硬化病机制的重要手段之一。但是至今仍未发现本病诊断的特征性脑脊液细胞学改变，细胞学正常也不能排除 MS 的诊断。

1. 脑脊液细胞学特点

（1）脑脊液中细胞数正常或轻度增加，一般在 $15 \times 10^6/L$ 左右，罕有超过 $50 \times 10^6/L$，以淋巴细胞为主。

（2）出现免疫活性细胞，如淋巴细胞、吞噬细胞（主要吞噬脂肪颗粒）和浆细胞等。这种浆细胞多不成熟，为真正的嗜碱性圆细胞，与典型成熟的浆细胞相比有所不同，核较大，胞浆丰富，具有特征性的核周晕（图 9-1）。应用电镜证实这些细胞是浆细胞的前体即浆母细胞或免疫母细胞。它地出现代表体液免疫的存在。上述免疫活性细胞地出现在 MS 有一定的规律，急性期常常以小淋巴细胞为主的细胞轻度增多，多不超过 $50 \times 10^6/$

L 保监会,且伴有激活淋巴细胞和浆细胞,有时尚有多核白细胞,是疾病活动的指征,缓解期往往见激活单核细胞和吞噬细胞;发作间期的细胞期可完全正常,复发期主要是浆细胞和激活淋巴细胞。

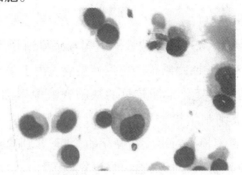

图9-1 多发性硬化

2. 脑脊液免疫学异常表现

90％的 MS 病人的脑脊液 γ 球蛋白增高,其中极大部分为 IgG 升高,偶见 IgA 及 IgM。患者脑脊液寡克隆带检出率可高达85％~95％。寡克隆免疫球蛋白在脑脊液的出现提示淋巴细胞和浆细胞在中枢神经系统中聚集,并针对某种未知的抗原起反应而产生抗体, 对 MS 的时期诊断特别是非典型病毒的诊断有较大的价值。

此外,MS 的脑脊液中淋巴细胞对髓鞘碱性蛋白（MBP)有较高的增殖的反应,对 MS 有一定的辅助诊断价值。

3. 分子免疫学特点

（1)淋巴细胞亚群分布 应用单克隆抗体染色流式细胞仪检查发现, 活动期多发性硬化患者脑脊液中的 T 细胞总数（CD3$^+$)及活化 T 细胞(CD3$^+$DR$^+$)与其自身外周血中的相应细胞无显著差别。脑脊液中的辅助 T 细胞（CD4$_+$）明显高于外周血，而抑制 T 细胞（CD8$^+$）、B 细胞（DR$^+$ CD3$^+$）和自然杀伤细胞（CD16$^+$）低于外周血。脑脊液中的 T 细胞，不论是辅助性 T 细胞还是抑制性 T 细胞均以记忆细胞（CD45RO$^+$）为多。

（2）抗体分泌细胞　已在大多数多发性硬化患者脑脊液中检测到分泌抗髓鞘碱性蛋白（MBP）抗体和抗蛋白质脂蛋白抗体的细胞。尤以分泌抗 MBP 中等 70~89 氨基酸序列的 IgG 细胞为常见，其病理意义尚不清楚。

（3）细胞因子分泌细胞

①肿瘤坏死因子（TNF）、γ-干扰素（IFN-γ）和淋巴毒素（LT）：应用原位杂交技术研究表明，多发性硬化患者脑脊液中表达 TNF、IFN-γ 和 LTmRNA 的单个核细胞增多，且表达 TNF mRNA 的细胞与表达 IFN-γmRNA 的细胞呈显著正相关，并与疾病的恶化、功能损伤和进行性病程呈正相关。经 γ-干扰素治疗后可见表达 TNF-rmRNA 的细胞减少。因此推断 TNF、IFN-γ 和 LT 在多发性硬化的发病中具有损害性作用，并可作为疾病活动的标志。

②共刺激分子 B7-1（CD80）和 B7-2（CD66）：B7-1 和 B7-2 分别参与 T 细胞的刺激过程。应用反转录多聚酶链反应（RT-PCR）检测发现 B7-1mRNA，只出现于有临床体征的急性复发性病例，而 B7-2mRNA 则广泛存在于活动期和稳定期多发性硬化患者的脑脊液中。

③白介素-6（IL-6）：多发性硬化患者髓鞘内免疫球蛋白的合成增加，表明有 B 细胞的激活。IL-6 的功能之一就是通过激活 B 细胞诱导免疫球蛋白的产生。应用原位杂交技术研究表

明,多发性硬化患者外周血及脑脊液中的 IL-6mRNA 表达细胞增高,尤以脑脊液中增高明显,经 MBP 和 PLP 刺激的脑脊液细胞。其 IL-6mRNA 表达明显增高。多发性硬化患者脑脊液局部 IL-6 上调对疾病的意义尚有待研究。

④白介素-12 P40 亚单元(IL-12P40):最近的一项研究表明,多发性硬化患者脑脊液中的 IL-12P40 可高于正常的 1000 倍,而 IL-12 的异源二聚体 P70 却不升高。IL-12P40 的升高与脑脊液细胞计数及 IgG、指数相关,并且在磁共振像上有增强的多发性硬化斑块的病人增高明显。此外,脑脊液中 IL-12P40 的增高与病情的复发和预后有关,表明 IL-12P40 参与多发性硬化的病理免疫过程。

二、急性感染性多发性神经根炎

急性感染性多发性神经根炎又称格林-巴利综合征(GBS),被认为是继发感染(尤其是病毒感染)后自身免疫反应所致的一种广泛性运动神经根脱髓鞘病。

1. 脑脊液检查的特点

95%以上的患者有蛋白—细胞分离现象,即脑脊液蛋白含量增高(常在 100~300mg/L),而细胞计数正常或基本正常。该现象在发病 1 周后才出现,为该病的特征性表现。但早期部分病人却有脑脊液细胞学异常,且病期不同,功能障碍不一,脑脊液细胞学改变亦各异。

2. 一般细胞学检查

急性期脑脊液细胞总数正常或稍增多,增多的细胞主要为小淋巴细胞(26%)激活细胞、单核细胞(54%)、激活单核细胞和浆细胞,后的免疫活性细胞(图 9-2)。核的丝状分裂可高达

10%,由于 B 细胞受抗原刺激后产生。急性期后可无改变或见激活单核细胞相对增多。个别可出现浆细胞,这可能与脑脊液中 IgG 升高和少克隆 IgG 带出现有关。

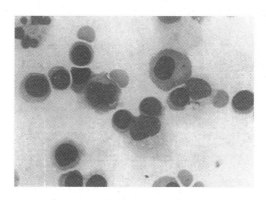

图 9-2 急性感染性多发性神经根炎

3. 细胞学和分子免疫学检查

淋巴细胞亚群可有明显异常,如脑脊液中的 T 淋巴细胞高于外周血,而 B 淋巴细胞低于外周血。脑脊液中的活化淋巴细胞(Tac+)和细胞毒性 T 淋巴细胞(CTL)亦明显高于外周血。脑脊液中的辅助性 T 细胞(CD4)比例增高,抑制性 T 细胞(CD8)比例下降,导致 CD4/CD8 比值的增高。

三、重症肌无力

重症肌无力是一种典型的神经系统自身免疫性受体病,主要病变是由于抗乙酰胆碱受体抗体和抗骨骼肌抗体对自身肌肉和突触后膜乙酰胆碱受体产生破坏所致。也有学者报告,本病是一个包括神经肌肉接头点在内的系统性自身性疾病。根据近年来少数作者的报道,重症肌无力患者的脑脊液细胞检查也有一定的变化,如有脑脊液细胞计数的增多,且以绝对或相对的淋巴样细胞增多为其主要表现。测定该类病人脑脊液有半数可检出少克隆IgG带。脑脊液中这些免疫活性细胞的存在和少克隆IgG带的检出，提示重症肌无力不仅可损伤神经肌肉接头的突触后膜，还可导致中枢神经系统的损伤。

四、系统性红斑狼疮

系统性红斑狼疮(SLE)是一种侵犯全身结缔组织的自身免疫性疾病，并发中枢神经系统损伤的病例并不太少见(20%~70%)，其中脑脊液并发症主要为脑和脊髓者约占25%~60%。但有关脑脊液细胞学者的报道现时并不太多。仅有少数作者报道约1/3的中枢神经系统红斑狼疮报告可有地数增多，一般不超过$50×10^9$/L，很少超过$100×10^6$/L，且以淋巴细胞为主和单核—吞噬细胞占优势的细胞反应，说明是以脑膜的清除反应为主。有少数以嗜中性和嗜碱性粒细胞占优势。这些脑脊液细胞学反应的各异可能与病情不同有关。如在脑脊液中查到狼疮细胞，则更具有病因诊断价值。脑脊液中狼疮细胞的形态学特点是：数个正常的多形核白细胞吞噬一个被破坏的细胞核的现象，这个核为嗜碱性匀质体。因此，通过脑脊液细胞学检查不仅反映出脑脊液的清除反应，也能表现出某些细胞免疫的激活反应，可做出SLE合并中枢神经系统并发症的一种辅助诊断手段。

五、视神经脊髓炎

视神经脊髓炎是以视神经和脊髓均有大块的脱髓鞘性改变为特征的疾病。在我国是常见的脱髓鞘病类型，其可能发病机制与病理意义与MS相同。约半数病例细胞和蛋白呈轻度增高，细胞多在$100×10^6$/L以内，以淋巴细胞为主，蛋白也多不超过1000mg/L。其脑脊液细胞形态学改变与MS基本一致，但免疫活性细胞特别是浆细胞在本病中出现率比后者偏低，约15%。它的出现代表体液免疫的存在。有学者认为只要发现一个浆细胞，也证明存在免疫反应。一般来说，由于本病的脑脊液细胞学改变与 MS 相似，故从细胞学角度很难将两者鉴别。有学者视本病为 MS 的一种亚型。

六、急性播散性脑脊髓炎

急性播散性脑脊髓炎多认为是由病毒或免疫反应所引起的一组广泛累及脑脊髓白质的脱髓鞘疾病。大多蛋白含量正常或轻度增高，约 25% 病例脑脊液可有寡克隆 IgG 带。脑脊液细胞学检查大多有细胞数增多，均在 $(50\sim150)\times10^6/L$，约 70% 病人细胞数超过 $200\times10^6/L$，个别达 $(800\sim1500)\times10^6/L$，其中主要为淋巴细胞。分类中常有见激活淋巴细胞、激活单核细胞和浆细胞出现（图 9-3）。

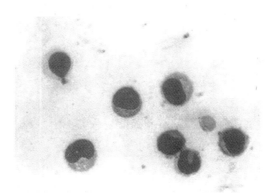

图 9-3　散发性脑炎

但是，上述细胞出现率比 MS 为低，其中以激活淋巴细胞在细胞学分类中所占比例较高。这些免疫活性细胞可能像 MS 那样，是来自脑内病灶血管周围的淋巴细胞"袖套"。提示本病与脱髓鞘有着相似的免疫病理机制，为异常现象。部分病例（20%）脑脊液细胞学可以完全正常，可能是因为本病原发灶多累及脑和脊髓实质，这时脑膜脊髓反应尚未出现所致。

七、精神分裂症

精神分裂症是一种病因未明的最常见的精神病。近年来，由于脑脊液细胞学检查的快速发展，在精神疾病的研究中也取得了可喜的成绩。许多研究证实一些精神病如精神分裂症患者的中枢神经系统存在着明显的免疫学异常，表现在脑脊液细胞学检查中。一些实验结果提示，精神分裂症患者脑脊液细胞学分类异常率明显高于对照组，主要表现为淋巴细胞比例升高，并出现了病理细胞。淋巴细胞为免疫活性细胞，淋巴细胞比例的增高，提示精神分裂症患者中枢神经系统免疫反应活跃。此外还可出现激活淋巴细胞、激活单核细胞、浆细胞等多种免疫活性细胞，提示精神分裂症患者中枢神经系统存在着抗原—抗体反应。

第十章 脑血管病的脑脊液细胞学

脑血管病是由脑部或颈部脑动脉病变所引起的一种脑部血液循环障碍性疾病。根据其病理学改变(梗死或出血),可分为缺血性和出血性两大类。这种病理学变化,常会反映到邻近的脑蛛网膜下腔的脑脊液中,从而奠定了脑血管病的脑脊液细胞病理学基础。

现代诊断设备(CT、MRI、DSA 和放射免疫测定等)的问世,大大地提高了脑血管病的诊断水平,但作为简便易行的脑脊液细胞学检查在帮助诊断、鉴别诊断、分类和脑血管病的病理生理和病理进展学方面仍有其特殊的临床价值。

临床上常通过观察腰穿脑脊液的外观是否混有红细胞来区别脑出血和脑梗死。因其简便易行,至今仍被广泛应用,未被 CT 等诊断方法所完全取代。随着脑血管病的研究进展,更系统、更完善的脑血管病的脑脊液细胞病理学已逐步形成,对脑血管的诊断、鉴别诊断和病理生理的了解发挥更积极的作用。常规脑脊液检查、脑梗死多显示正常;出血性脑血管病的脑脊液镜检可见大量新鲜和皱缩的红细胞,以及红细胞等吞噬细胞;白细胞计数和蛋白含量增高,但糖含量正常。

第一节　脑血管病脑脊液细胞学研究的历史回顾

有关脑血管病的脑脊液细胞学的研究，可追溯到 20 世纪初。Claude 和 Verdun(1911)报告 1 例尸检证实为颞叶或枕叶血肿的病人，在发病后 2d 的脑脊液中，含有 95% 的多形核粒细胞,6d 后脑脊液变为正常。Babinski 和 Gendrom(1912)报告两例脑梗塞者，其中 1 例脑脊液标本是在发病后第二天采集的,脑脊液细胞为 450 个/mm³,其中 90% 为多形核粒细胞,而在第三天则仅为 40 个细胞，其中仍有 60% 为嗜中性粒细胞。Aring 和 Merrit(1935)首次报告一组大宗的尸检证实为脑血管病者的脑脊液检查。68 例脑出血患者中,13 例脑脊液是清亮的,7 例是混浊的,细胞常规计数正常 9 例,16~50 个/mm³ 为 3 例,有 2 例脑脊液细胞数为 100~1000 个/ mm³。13 例脑栓塞者中,仅 4 例脑脊液细胞计数正常，其余病例脑脊液细胞均不同程度地增加,最高者可达 3600 个/ mm³,在这些脑脊液中白细胞明显增高的病例中,大多均为多核粒细胞占优势。上述这些作者对脑血管病者脑脊液的检查大多为单次的,而且观察的范围也比较局限,大多是以无明显出血的脑脊液作为观察对象的。

20 世纪 60 年代以后,Sayk(1966)、Sornas(1972)、Oehmichen(1976)\Kolmel (1977)、Ito (1979)、Den Hartog (1980)、侯熙德(1983) 均详细记载和描述了有关脑出血和蛛网膜下腔出血后的脑脊液细胞学检查的结果以及动态观察的资料,从而为脑血管病特别是蛛网膜下腔出血后脑脊液细胞学变化及其意义积累了丰富的资料,并总结出了较为成熟的脑脊液的各种细胞成分演变的规律。

这些文献和著作的丰富资料已充分表明,急性脑血管病的脑脊液细胞学检查在协助诊断和鉴别诊断以及病理生理的了解方面是具有价值的。

第二节 急性缺血性脑血管病的脑脊液细胞学

(一)缺血性脑血管病

缺血性脑血管病主要指脑血栓形成和脑栓塞,其结果均为脑梗死,临床中又将其分为出血性和缺血性梗死两类。

1. 缺血性梗死

缺血性脑梗死的脑脊液细胞学检查常无明显改变,大多数资料表明,90%以上病人的脑脊液白细胞计数正常,仅偶有嗜中性粒细胞增高,但无吞噬细胞出现。最近有人发现其单核细胞的非特异性酶酶活性较正常稍低。

2. 出血性梗死

由于在脑组织坏死的同时伴有弥漫性出血,故脑脊液中可见红细胞,70%红色梗死的早期脑脊液中可见以嗜中性粒细胞为主的细胞计数增高,通常在3~5d达到高峰。一周后多代之以单核样细胞反应(图10-1);有红细胞者,还可见红细胞吞噬细胞和含铁血黄素吞噬细胞。

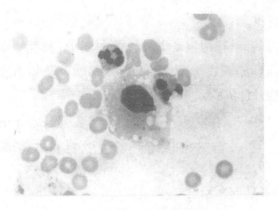

图 10-1　出血性脑梗塞

（二）出血性脑血管病

当脑血管破裂引起出血，一旦进入蛛网膜下腔以后，必将引起软脑膜的一系列病理过程和相应的脑脊液细胞学改变，因其刺激并非由致病菌所致，故与一般感染性疾病的脑脊液细胞学改变有所不同。

出血早期可见大量红细胞与明显的嗜中性粒细胞反应（图10-2）。这种反应性的嗜中性粒细胞增加多在发病后数小时内出现，2~3d 内达高峰，1~2 周后消失。随着嗜中性粒细胞的下降，激活单核细胞增加，且常在出血后的 2~3d 内出现，此时常可见到嗜中性粒细胞和激活单核细胞的共存（图 10-3）。约在出血后数小时至第三天即可出现红细胞吞噬细胞，被吞噬的红细胞很快失去颜色，而变成空泡。出血后 5d 开始可见含铁血黄素吞噬细胞，7~10d 后可见胆红素吞噬细胞。在吞噬细胞胞浆内的含铁血黄素可被 MGG 染色染成灰黑色或棕黑色颗粒，胞浆内的胆红素可被 MGG 染色染成棕黄色或黄色斜方形晶体，当吞噬细胞退化破碎后，这种晶体可散落于脑脊液中。单核—吞噬细胞反应常可持续数周或数月,其功能在于清除脑脊液中红细胞及其分解产物。若脑脊液中吞噬细胞内红细胞均消失,仅见含铁血黄素及胆红素吞噬细胞,则提示脑出血已停止（图10-4）。如1次出血后,同时见到吞噬新鲜红细胞、褪色红细胞、含铁血黄素和(或)胆红素的吞噬细胞的共存,同时吞噬细胞外亦可见不同数量的红细胞,多提示出血未止或有再出血的可能(图10-5)。

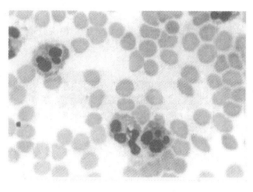

图 10-2 脑出血(早期)

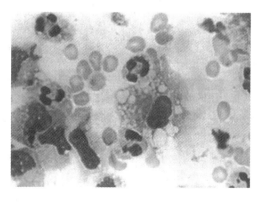

图 10-3 脑出血(数日后)

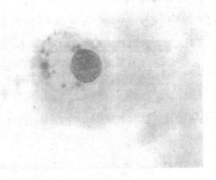

图 10-4　脑出血停止

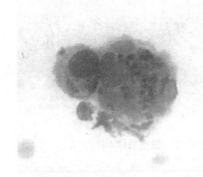

图 10-5　脑出血未止

第三节　脑血管病者脑脊液细胞学检查的意义及鉴别诊断

　　早在 20 世纪初,就有学者指出,脑脊液检查在脑血管病的鉴别诊断方面有实用价值。半个多世纪以来,特别是近一二十年来,脑脊液细胞学的广泛开展,它在脑血管病研究中的价值也得到应有的重视和总结。

1.脑脊液细胞学检查可协助血性脑脊液病因的鉴别

在临床上,血性脑脊液的出现对鉴别出血性和缺血性脑血管病是有价值一个指标。明显的血性脑脊液促使临床医师要想到蛛网膜下腔出血或脑出血的诊断。但在穿刺不顺利等情况下,要鉴别血性脑脊液是腰穿外伤还是真正的出血有时是困难的。尽管一些学者也提出了一些常规的检查鉴别方法(表10-1)。但此时如进行简便的脑脊液细胞学检查则有助于两者鉴别。在真正出血者的脑脊液中,常出现一些特征性改变,如嗜中性粒细胞明显增高,可出现红细胞吞噬细胞、单核细胞激活,如腰穿延迟,还可见含铁血黄素细胞,这样便可做出确切的诊断。

表10-1 蛛网膜下腔出血和穿刺外伤脑脊液的鉴别

脑脊液	蛛网膜下腔出血	穿刺外伤
压力	增高或正常	正常
外观	三管为均匀血性	首管或最后一管稍为血性、余无色
上清液	发黄	无色
红细胞计数和红细胞压积	各管均相同	每管均不同
白细胞计数	早期即明显上升	白细胞和红细胞成比例,1/700
凝块形成	无	偶可发生
在高间隙重复穿刺	与首次腰穿相同	常常转清

2.脑血管病

白色梗死的脑脊液细胞学变化极轻微,易与出血性脑血管病鉴别。红色梗死具有与脑蛛网膜下腔出血相似的脑脊液细胞学表现,但程度较轻,持续时间短。

3. 感染性脑膜炎

红色梗死和脑蛛网膜下腔出血早期均有嗜中性粒细胞增多(可占白细胞比例的 75%~100%),有时需与感染性脑膜炎鉴别。除出血性脑膜炎外,感染性脑膜炎的脑脊液中应无红细胞,但可见到明显的免疫活性反应,如出现相当比例的淋巴样细胞和浆细胞。而脑蛛网膜下腔出血则以单核—吞噬细胞反应为主。

4. 白血病和脑肿瘤

中枢神经系统白血病和脑肿瘤常可引起脑蛛网膜下腔出血,但多可同时发现白血病或肿瘤细胞。

第十一章 中枢神经系统寄生虫病的脑脊液细胞病理学

由生物病原体蠕虫及原虫的成虫、幼虫、虫卵感染的中枢神经系统疾病,脑脊液细胞计数升高,急性期有少量嗜中性粒细胞,嗜酸性粒细胞相对升高达 5%~20%,可作为早期诊断的线索。

第一节 脑猪囊虫病

我国最常见的中枢神经系统寄生虫感染是脑猪囊虫病,约占猪囊虫病的 80%。本病系囊尾蚴寄生于脑组织内而引起。现以其为代表简述寄生虫病的脑脊液细胞病理学特点如下。

1. 脑脊液常规检查 外观清亮,白细胞计数常在 10×10^6/L 以下,生化检查多正常。

2. 脑脊液细胞学特点 几乎每例脑猪囊虫病患者的脑脊液均可见到典型的激活淋巴细胞反应。细胞胞体大,均匀一致,胞浆嗜碱性,有时可见核仁,似淋巴瘤细胞和白血病细胞。相当一部分病例的脑脊液中可见到嗜酸性粒细胞反应,一般多在 4%~10%,最高可占脑脊液白细胞的 60% 或更高(图 11-1)。另有少量单核细胞和激活单核细胞,经治疗后嗜酸性粒细胞下降。慢性期可见浆细胞和激活单核细胞。

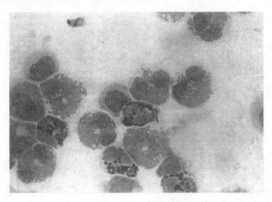

图 11-1　脑囊虫病

3. 脑脊液免疫学检查　ELISA 试验有助于诊断。有报道脑脊液和血清囊虫 ELISA 试验抗体阳性率分别为 82.6% 和91.3%，脑囊虫的数目及病变部位和囊虫感染的时间均影响免疫的阳性率。因为免疫反应形成需要一定的时间，在感染的早期和晚期均可能为阳性。但该检查仍是有效的辅助检查方法。

4. 脑脊液细胞学的鉴别诊断

（1）其他感染性脑膜炎：无明显的嗜酸性粒细胞增多，早期嗜中性粒细胞反应明显。在细菌性脑膜炎标本中有时可见有关致病菌。

（2）引起嗜酸性粒细胞性脑膜炎的其他神经系统疾病：中枢神经系统的恶性淋巴瘤、白血病、嗜酸性粒细胞肉芽肿以及少数浆细胞瘤等亦可引起脑脊液中的嗜酸性粒细胞增高，但多伴有相应的脑脊液细胞病理学改变可资鉴别。

第二节 弓形体病或弓浆虫病

为弓形体原虫所引起的一种人畜共患的传染病。可因饮用了带有弓形体囊合子的猫科动物粪便所污染的水或进食了未经煮熟的带有弓形体包囊的猪、牛、羊和兔肉而患病,引起获得性弓形体病。免疫功能低下的孕妇患病后,弓形体原虫可经胎盘感染胎儿,引起死产、早产和先天性弓形体病。弓形体病常可损及中枢神经系统,而出现脑膜炎、脑炎或脊髓炎症状。

1. 脑脊液的常规检查　颅内压可增高或正常。脑脊液外观常为清亮,无色透明。白细胞计数常有增高,可达$(30\sim200)\times10^6$/L。

2. 脑脊液细胞学特点　当大量弓形体原虫进入中枢神经系统的急性期,可先有嗜中性粒细胞的出现和增多,随后即以持续的嗜酸性粒细胞增多为主,伴有不同数量的单核—吞噬细胞和浆细胞的出现。在白细胞内外常可见有不同数量的弓浆虫滋养体(图11-2),其外形呈新月状或弓形,两头尖,中央粗(分裂前可变为椭圆形)。胞体中央可见一稍偏向钝端的染色质核。核呈紫红色,核内有似颗粒状或网状染色质聚集物,胞浆呈灰蓝或淡粉色。

图11-2　弓浆虫病

3. 脑脊液免疫学检查 脑脊液中弓形体 IgM 阳性有助于诊断。

4. 脑脊液细胞学的鉴别诊断,同脑猪囊虫病。

第三节 脑血吸虫病

我国脑血吸虫病多为日本血吸虫感染。急性脑膜炎型脑血吸虫脑脊液细胞计数呈轻、中度增高,淋巴细胞为主,嗜酸性粒细胞增多,少量浆细胞,有时可找到血吸虫卵,皮肤抗原试验血清尾蚴膜试验和直肠活检有助于诊断。

第四节 脑肺吸虫病

脑肺吸虫病发病率为 29.9%,系肺吸虫成虫移行入脑或脊髓的一种寄生虫病。人误食污染了的淡水蟹和蝲蛄而感染。脑脊液可为血性,细胞计数呈轻至中度升高,个别达 $1690×10^6/L$,以淋巴细胞、单核细胞为主,嗜酸性粒细胞升高时达 90%,早晨痰中和脑脊液中可检出肺吸虫虫卵。

第五节 血管圆线虫病

血管圆线虫病系寄生于鼠肺动脉的广东血管圆或虫幼虫侵入人体产生的嗜酸性粒细胞脑膜炎。脑脊液细胞数一般为 $(100~1000)×10^6/L$,以嗜酸性粒细胞为主,可达 90%,在脑脊液中可找到血管圆残虫侵入人体产生的嗜酸性粒细胞脑膜炎。脑脊液细胞一般为(100~1000)×10⁶/L,以嗜酸性粒细胞为主,可达90%,在脑脊液中可找到血管圆线虫幼虫,其检出率可达2.5%~10.0%。确诊有赖于血清广东圆线虫抗体阳性(ELISA法)。

第六节　其他寄生虫病

1. 脑阿米巴感染　脑脊液细胞计数(400~2000)×10⁶/L,嗜中性粒细胞达90%,可见少量红细胞。

2. 非洲锥体虫感染　所致的昏睡性脑炎的脑脊液细胞计数可达(15~500)×10⁶/L,主要为淋巴细胞,以及嗜酸性粒细胞和浆细胞。

3. 脑脊液旋毛虫和丝虫感染　脑脊液细胞计数轻度增高,以淋巴细胞为主,少量嗜酸性粒细胞,在旋毛虫感染病例中的脑脊液中可有少量红细胞,约1/4病例可检出旋毛虫蚴虫。

第十二章　中枢神经系统肿瘤的脑脊液细胞病理学

中枢神经系统肿瘤分为原发性肿瘤和继发性肿瘤两大类，前者除髓母细胞瘤以外的原发性脑瘤脊液中的瘤细胞检出率一般较低（15%~30%），后者可达 30%~75%。大量资料表明约 1/3 的中枢神经系统肿瘤病人可通过脑脊液细胞学予以确诊。能否通过脑脊液细胞学检查发现瘤细胞，取决于肿瘤是否侵及蛛网膜下腔和软脑膜。由于软脑膜是一层极薄的结缔组织，其与周围组织密度相近，且瘤细胞种植在脑膜上多为弥散性，呈颗粒状广泛分布于硬脑膜内面和软脑膜上，所以 CT、MRI 也很难分辨出软脑膜及其病变。有时尽管肿瘤已很大仍不能发现瘤细胞，因同时还受以下诸因素的影响之故。

1. 肿瘤性质　恶性肿瘤和继发性肿瘤的阳性率较良性和原发性肿瘤为高。

2. 标本来源　脑室液的阳性率较腰穿液明显增高。

3. 送检脑脊液标本的量和次数　多次者的阳性率增高。

4. 手术　术前腰穿脑脊液阴性者，术后可为阳性，尤以脑膜瘤和神经瘤更为如此。

5. 细胞染色及标本制作　离心及染色的好坏与其阳性率的高低密切相关。

6. 工作经验　经验不够者可将肿瘤细胞及其细胞簇误认为蛛网膜脱落组织,将燕麦细胞癌细胞误认为淋巴细胞,或将退化、畸变的正常脑脊液细胞误认为瘤细胞。

由于脑脊液细胞具有自身的特殊分类和分布,互相混淆的情况较其他组织和体腔液为主,故中枢神经系统肿瘤细胞的发现相对较易,而具有较好的诊断优势。但有时识别仍然相当困难。现将瘤细胞最主要的一般特征分述如下:

(1)胞核增大,增多,大小不一,形状多变和极不规则;核膜增厚,边缘不整并常有皱褶;核染色质凝集。

(2)胞浆比例增大。核仁增多变大,染色偏蓝或很强,强嗜碱性。

(3)胞体大多增大或很大,大小不一,形态多变,胞膜界限不清,常成簇或呈特殊排列出现。

(4)常见有丝分裂和异常分裂。

原发性肿瘤细胞和继发性肿瘤细胞除具有上述特点外,两者的鉴别要点:

表 12-1　原发性肿瘤细胞和继发性肿瘤细胞鉴别

	细胞大小	染色性	胞浆	核界
原发性肿瘤细胞	较小	中度	少	不清晰
继发性肿瘤细胞	较大	淡	空泡较多	清晰

第一节　中枢神经系统原发性肿瘤

中枢神经系统原发性肿瘤系指中枢神经系统内部结构和

细胞的肿瘤,分为良性和恶性两大类,其中以恶性胶质瘤和髓母细胞瘤等原发性肿瘤最易在脑脊液中发现瘤细胞。除脑脊液中发现肿瘤细胞外,有时还伴有脑脊液细胞学的反应性改变,如出现淋巴细胞、单核细胞增多,可见嗜酸性粒细胞,浆细胞和间叶巨细胞。此外,含铁血黄素吞噬细胞的出现提示脑瘤有继发性出血,有时肿瘤还可有炎性反应改变,一般可呈混合型细胞反应。为了理解原发性中枢神经系统肿瘤的脑脊液细胞学特征,就需要对各种肿瘤的分布、中枢神经系统的常见发病部位、自然病史,肿瘤的组织学分类有一基本的了解。

在原发性中枢神经系统肿瘤中,恶性胶质瘤和髓母细胞瘤分别是成人和儿童最常见的原发性恶性肿瘤,正因为它们发生率相当高,且易于在蛛网膜下腔播散,所以在大多数脑脊液细胞学检查的报告中,这两类肿瘤的脑脊液中肿瘤细胞检出率较高。

在原发性肿瘤,其脑脊液细胞学的肿瘤细胞检出率高低的顺序为:髓母细胞瘤、星形细胞瘤(Ⅲ~Ⅳ)、室管膜瘤、松果体瘤。其他类型的瘤细胞仅偶然在脑脊液中被发现,特别是良性原发性脑瘤,即脑膜瘤、神经鞘瘤、神经纤维瘤、垂体瘤及脊髓肿瘤等。

下面分述各种中枢神经系统原发性肿瘤的临床脑脊液细胞学特征。

1. 髓母细胞瘤 常见于儿童。绝大多数发生于小脑和常突入第四脑室,经脑脊液扩散至蛛网膜下腔,故在脑脊液中发现肿瘤细胞的机会较多。髓母细胞瘤的组织碎片显示明显的细胞多形性,核常相互重叠,胞浆少,核占据细胞胞体的大部。可见螺旋和栅状结构,常见有丝分裂,瘤细胞可形成假菊花形团。单个的髓母细胞瘤的瘤细胞胞浆量少,核不规则,深梁,可见明显的核仁(图12-1)。

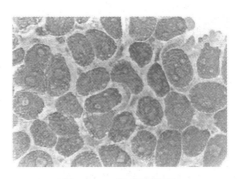

图12-1　髓母细胞瘤

髓母细胞的瘤细胞类似小细胞未分化肺癌,神经母细胞瘤等。但未分化肺癌多见于老年人,而髓母细胞瘤多见于儿童。

2. 星形胶质细胞瘤　Ⅰ~Ⅱ级星形细胞瘤的瘤细胞难以辨认,脑脊液中的此类瘤细胞的胞浆丰富、不清晰,胞核呈圆或椭圆形,染色质较细疏。核的大小一致而形态不一,则又类似单核样细胞,核丝状分裂和细胞呈簇者罕见。Ⅲ~Ⅳ级星形细胞瘤,又称多形性胶质细胞瘤。瘤细胞体和形态呈明显多形性,细胞大小不一,染色极不一致,胞浆不清晰,嗜碱性,核扭曲而深染,核仁大而明显,脱落的瘤细胞有时成团。常可见奇形的多核巨大瘤细胞(图12-2、图12-3、图12-4)。

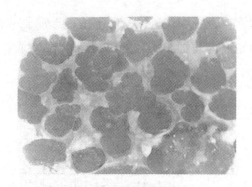

图 12-2　星形细胞瘤

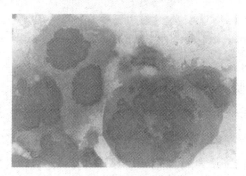

图 12-3　星形细胞瘤

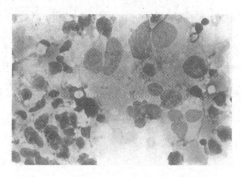

图 12-4　多形性胶质细胞瘤

3. 室管膜瘤　绝大多数发生于第四脑室。瘤细胞与正常室管膜细胞相似,但较不规则,胞浆嗜碱性,核浆比例多变,核染色深,以此可与正常室管膜细胞相鉴别,有时瘤细胞聚集在一起形成菊花形团(图12-5)。

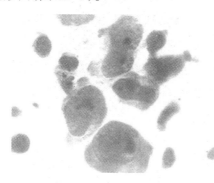

图12-5　室管膜瘤

4. 少突胶质细胞瘤　组织切片常见胞核周围有空晕,但脑脊液中瘤细胞的空晕不明显。胞核呈圆形,染色质细而均匀,核仁小,胞浆模糊。PAS染色可呈强阳性(图12-6)。

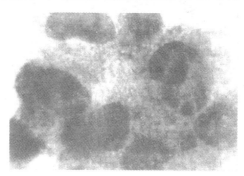

图12-6　少突胶质细胞瘤

5. 松果体瘤　细胞分为两类,一类由小淋巴样细胞形成,另一类由大上及样细胞形成。可单个成成簇出现。染色质丛集,核圆形,可见一个以上核仁,胞浆量中等或较少(图12-7)。

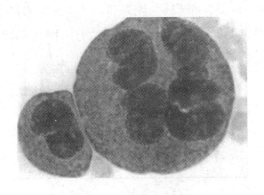

图 12-7　松果体瘤

6. 脑膜瘤　罕有向脑脊液中播散。瘤细胞胞体呈圆形或多角形,有时呈漩涡状排列,胞核大小不一,染色不均(图 12-8)。

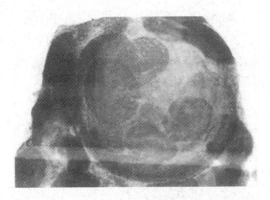

图 12-8　脑膜瘤

7. 脉络丛乳头状瘤　位于脑室腔内,尽管不常见,但瘤细胞最易落入脑脊液中。乳头状瘤为由规则的立方上皮细胞组成的一种紧密联结的组织碎片。核圆形,不易与正常室管膜——脉络膜细胞鉴别,但当其大量出现时,应考虑为脉络丛乳头状瘤(图12-9)。

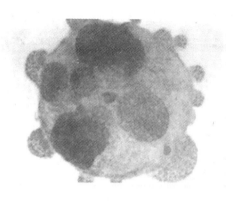

图 12-9　脉络丛乳头状瘤

第二节　中枢神经系统转移瘤

转移性肿瘤约占颅内肿瘤的 5%，有增加趋势。某些脑膜转移性肿瘤即便采用头颅 CT 检查也未必能查出，而脑脊液细胞学检查对颅内转移性肿瘤却有独到之处。这种实验室检查不仅花费甚少，而且肿瘤细胞的检出可能是颅内肿瘤性肿瘤一个最早的证据。脑脊液细胞学检查对追踪、鉴定原发性病灶的部位和肿瘤类型也是很有价值的。

系统性肿瘤中，以肺癌的脑转移最为多见，其次为乳腺癌，胃腺癌和黑色素瘤等也占一定比例。有一些中枢神经系统转移癌为脑和脊髓软膜的弥散性癌转移，而脑和脊髓内并无肿瘤块，称为脑（脊）膜癌病（图 12-10、图 12-11）。许多资料表明，脑膜转移和播散性的脑脊液肿瘤细胞的发现率较高，对这部分脑膜癌病人即便采用 CT 和 MRI 检查也常常难以发现。脑膜癌患者的脑脊液细胞计数增多，除癌细胞外，主要为小淋巴细胞，偶见嗜中性粒细胞和浆细胞。含缺血黄素细胞为癌出血的指标。因此,脑脊液细胞学检查对脑膜癌病的诊断具有特殊价值。

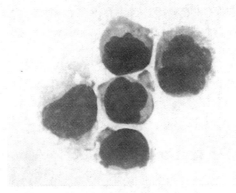

图 12-10　脑膜癌病

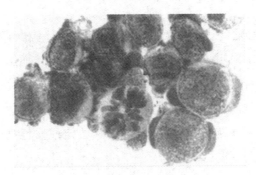

图 12-11　脑膜癌病

(一)中枢神经系统转移性肿瘤和脑膜癌瘤病

1870 年 Eberth 观察到肿瘤细胞可以浸润蛛网膜下腔,而中枢神经系统实质本身可无肉眼或显微镜可见的浸润病灶。Stsdelmann(1908)首先报告在脑脊液中发现了转移性肿瘤的瘤细胞。1912 年 Beerman 在 1 例 62 岁妇女尸检时发现转移癌弥漫性地浸润了脑膜,提出了"脑膜癌瘤病"的命名。

1. 中枢神经系统转移性非淋巴网状细胞性肿瘤的发病率和脑脊液肿瘤检出率

系统性肿瘤可以转移到硬膜、软膜、脑和脊髓的实质。转移性肿瘤可以局限于一个部位，也可以播散在上述几个部位。Glass（1979）报告 210 例经尸检证实的原发性或转移性颅内肿瘤患者。其中 75 例位于脑实质，19 例位于软膜，7 例位于软膜，而 33 例同时位于上述三个部位。

转移性肿瘤在脑脊液中的检出率变异很大（20.9%~83.3%），这是由于病人选择、转移性部位及范围不同造成的。例如 Glass 报告的 210 例病例中 117 例进行脑脊液的检查，其中 31 例阳性（26%）。

另外，每一个病人脑脊液检查的次数也影响阳性率。Olson 报告一组病例，每个病人一次脑脊液细胞学检查的阳性率为 45%，而多次检查者为 80%。这个发现强烈说明了在有脑脊液受累临床证据的病人，需要作多次检查。

2. 中枢神经系统转移性肿瘤的原发性病灶

1954 年 Spriggs 发现 47 例由脑脊液细胞学检查的颅内转移性肿瘤，其中原发病灶仍是胃癌最常见。但在六十年代以后，这种原发灶的部位有了改变。Naylor（1964）报告肺癌是最常见的原发病灶。在这组病例中原发灶的顺序是：肺、胃、乳腺、结肠、胰腺和肾脏。前面三个部位占总病例的 2/3。后来报告的各组病例中，最常见的原发灶是肺和乳腺。

（二）各种颅内转移性肿瘤的脑脊液细胞学的一般特征

脑膜癌瘤者脑脊液细胞数增多，除癌细胞外，主要为小淋巴细胞，偶见嗜中性粒细胞，Kolar 等（1968）尚发现有浆细胞。

含铁血黄素为瘤出血的指征。根据一般瘤细胞的特点,不难识别转移性癌细胞,但个别印戒细胞并非诊断癌肿的证据,因为此种细胞亦可由激活单核细胞形成。

脑脊液中癌细胞的特征为:大小异常(多较大),常形成细胞簇,核仁清晰,有的可表现巨瘤细胞。有时胞浆内见包涵体,上皮样结构被破坏,但其核仍保留圆形或卵圆形,借此可与间叶瘤转移所见多倍体样细胞鉴别。

尽管多种原发性病灶引起的脑膜癌瘤病的细胞学特点已被发现,但在不少情况下,脑脊液细胞学的定位是基于原发病灶的存在。原发病灶不明的情况下,仅根据细胞形态学特点还不能明确原发灶的部位。下面分述几种常见中枢神经系统转移性肿瘤的脑脊液细胞学特征。

(三)常见几种转移性颅内肿瘤的脑脊液细胞学特征

1. 肺癌 约 30%(25%~41%)的肺癌病人可有中枢神经系统转移,组织学上,肺癌分为未分化癌(包括小细胞未分化癌和大细胞未分化癌)、腺癌和鳞癌。其中以未分化癌和腺癌最易发生脑转移,鳞癌少见。

在脑脊液中,常难根据转移的肺癌细胞进行分型。癌细胞可成簇,或孤立存在于脑脊液中,胞体较大,胞浆嗜碱,胞核大而不规则。染色质丛集,可见明显的核仁(图 12-12)。有的癌细胞体积小,颇似淋巴细胞,核浆比例增大,核染色深,可见小核仁。有的腺癌细胞胞浆常见空泡,分化较差(图 12-13),还可见到印戒细胞,因含较多粘蛋白成分,故 PAS 反应呈阳性,背景细胞常常是炎性细胞,主要是淋巴细胞。

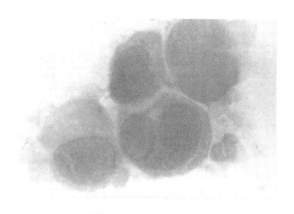

图 12-12 肺癌脑转移

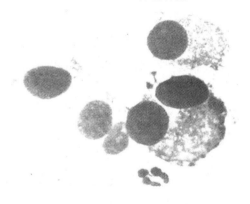

图 12-13 肺腺癌脑转移

2. 乳腺癌 乳腺癌从出现症状到发生脑转移的时间较肺癌和黑色素瘤为长。分为管状腺癌和叶状腺癌。前者的癌细胞大而圆,核位于胞体中央。核仁明显,胞浆嗜碱,胞膜粗糙有突起(图 12-14)。有的常成簇出现。后者以分离的小细胞或呈松散的簇状出现,胞浆少,核深染,核仁很小,背景细胞也为炎性细胞,主要是淋巴细胞。

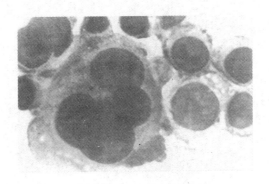

图 12-14 乳腺癌脑转移

3. 黑色素瘤 较易侵犯中枢神经系统,有资料表明可达50%,瘤细胞胞体增大,胞浆内含有黑色素颗粒为其特征,这种颗粒可被 MGG 染色染成黑褐色(图 12-15);经普鲁士蓝染色不变色,可与含铁血黄素区别。背景细胞可为一些炎性细胞,如淋巴细胞、吞噬细胞,且以前者多见。

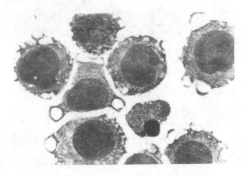

图 12-15 黑色素瘤脑转移

4. 胃腺癌 胃癌的脑转移常出现较早,甚至中枢神经系统的转移症状可早于原发癌的出现。故当发现脑转移癌而不清楚其原发部位时,应想到胃癌的可能。癌细胞常单独分离或成簇出现,细胞胞体较小,核不规则,胞浆可见空泡(图 12-16)。有时可见到印戒细胞。

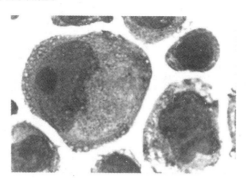

图 12-16　胃癌脑转移

5. 其他肿瘤　有两种情况：①少见的肿瘤，如果发生则极易转移至中枢神经系统，这些肿瘤主要是那些邻近于中枢神经系统的肿瘤，易造成对中枢神经系统的直接侵犯，如视网膜母细瘤；②常见的肿瘤，但较少侵犯中枢神经系统，如子宫颈鳞状上皮癌等。

第十三章 中枢神经系统白血病和
淋巴瘤的脑脊液细胞病理学

白血病和淋巴瘤占整个肿瘤发病率的7%~9%,但在儿童,白血病则是最常见的死亡原因。这两种疾病中,以白血病更容易发生中枢神经系统受累。一旦发生中枢神经系统浸润,便称为中枢神经系统白血病或中枢神经系统淋巴瘤。

第一节 中枢神经系统白血病的脑脊液细胞病理学

(一)历史

白血病是造血系统的一种恶性肿瘤,同时也常累及其他器官、组织。中枢神经系统也不例外。实际上在胚胎时期的造血组织,包括脑膜等组织都有发生白血病的可能性。因此,中枢神经系统的任何部位亦可同白血病细胞的增生而产生中枢神经系统白血病。特别是其中出现的一种异常的类似肿瘤细胞的白血病细胞。这种细胞易于聚集生长,最后发育成团。它可压迫(或浸润)某部的神经,使患部神经支配部位功能丧失,而成为死亡的主要原因之一。早在20世纪60年代中期以前,由于白血病患者生存期短,中枢神经系统白血病(CNSL)的发生率也低,一般不超过10%,20世纪60年代后期,随着化疗的进展,在提高缓解率、延长生存期的同时,由于"血脑屏障"的作用,很多药物难以通过血脑屏障,由于"血脑屏障"的作用,很多药物难以通过血脑屏障,使脑脊液中的白血病细胞受到"保护"而长期的大量增殖。故 CNSL 的发生率有逐年增高的趋势。据国外统计,其发生率高达 51%,其中尤以急性淋巴白血病(ALL)更常见;国内报道其发生率已高达 50%以上,病理资料为 70%以上。给白血病复发提供了条件。

1945 年 Leidler 和 Russell 发现 83%的白血病患者有中枢神经系统受累。这些观察结果促进 Spriggs 检查了 9 例无神经系统症状的白血病者的脑脊液,结果在 3 例患者的脑脊液中检出了白血病细胞。他们指出,在无神经系统症状的白血病者脑脊液细胞学检查是诊断脑膜浸润的唯一可靠方法。他们还富有远见的预言,如果一旦发现了白血病的有效治疗方法,那么脑脊液细胞学检查则是白血病治疗的一个不可缺少的组成部分。今天这一预言正在成为现实。

(二)白血病脑脊液细胞学检查的意义

1. 白血病对中枢神经系统的侵犯率极高

白血病细胞进入中枢神经系统,可能通过两个通路:一是直接播散,即大量的白血病细胞淤聚在血管内(如软脑膜、蛛网膜、脑实质的血管内),毛细血管明显扩张,白血病细胞明显扩张,白血病细胞在血管内呈串珠排列,并可在脑实质内形成出血性结节及弥漫性浸润;二是血源性转移,在 CNSL 病程的任何时期均能发生,但更多见于血液学缓解期。有报道血液学完全缓解后最长达 10a 亦可发生 CNSL。但骨髓和末梢血中却没有发现白血病细胞。如果周围血象白细胞计数>5000×10⁶/L 者发生率高；或者年龄偏小，腺大伴其他脏器浸润明显者，发生脑膜白血病的危险性增加。事实上，所有 ALL 患者在诊断时即有不同程度的中枢神经系统浸润。中枢神经系统给疾病的复发提供了良好的条件。

Evans（1960）研究了 1948~1960 年的 1000 例诊断为急性白血病的病人，发现他们平均存活率从 4 个月增加到 12 个月，而中枢神经系统受侵率也平行上升，从 3%上升到 40%。这些资料清楚地表明在白血病者，主要是儿童，存活期的延长是中枢神经系统白血病增加的一个重要因素，使脑脊液细胞学检查出白血病细胞的阳性率也有所增加，而脑脊液中白血病细胞检出对明确中枢神经系统受累又是一个极为客观的实验室证据。

2. 脑脊液细胞学检查在中枢神经系统白血病的早期诊断上具有特殊的价值

目前在临床上对中枢神经系统白血病的诊断一般是基于临床的症状再加上脑脊液细胞数增高为标准。但是 Nies 早就指出，在诊断中枢神经白血病方面，脑脊液细胞学比脑脊液常规计数敏感。不少患者是在脑脊液细胞计数正常的脑脊液中检出了白血病细胞的。目前，这些发现已促使人们提出对白血病预防性鞘内治疗的方案。

3. 脑脊液中白血病细胞是全身复发的根源

实验性研究已证实神经系统窝藏的白血病细胞是全身性复发的潜在原因，中枢神经系统就成为白血病缓解复发的根源，腰穿检查脑脊液的细胞学就变得更加重要。因而 Pinkel（1971）便不论患者有无中枢神经系统受侵的指征，均给以中枢神经系统放疗治疗，终于大大改善了本病的预后。

4. 细胞学检查可作为中枢神经系统白血病化疗的监护手段

治疗神经系统白血病时可并用鞘内注射抗白血病药物,这些患者如能持续治疗到细胞学检查正常为止,则其预后较单纯观察细胞总数正常者为优。

在中枢神经系统白血病的鞘内化疗过程中,不少患者仍有脑脊液细胞升高。此时仅靠常规脑脊液检查常常难以鉴定此细胞数升高是中枢神经白血病复发还是炎症反应。Aronson 等报告一例临床上疑为中枢神经系统白血病复发的病例,脑脊液细胞学检查未能查到白血病细胞而是表现为明显的单核吞噬细胞反应,从而明确该例患者的脑脊液细胞增高是由于鞘内注射引起的蛛网膜炎症反应。Komp 也有同样的观察,这说明那些在鞘内化疗期间,脑脊液细胞数增高的病例并非都是白血病的复发,此时脑脊液细胞学检查常可做出比较明确的诊断。

另外,在中枢神经白血病鞘内治疗期间,脑脊液细胞学检查对评价疗效是很有益处的。我们曾对部分中枢神经系统白血病者进行连续脑脊液细胞学追踪观察,发现首次鞘内注射后,脑脊液白血病细胞通常迅速下降,在连续鞘内注射后,白血病细胞持续减少以后出现单核吞噬细胞反应,直至恢复正常脑脊液细胞学。这一脑脊液细胞学变化规律,提示鞘内化疗是有效的。我们还观察到一些病例在鞘内注射氨甲喋啶后,脑脊液白血病细胞仍不减少情况下改用阿糖胞苷后,白血病细胞明显减少。

这些结果表明,脑脊液细胞学检查在中枢神经系统白血病者鞘内治疗过程中,除了能正确评价疗效外,尚可做出筛选药物之参考。因而对中枢神经系统白血病鞘内化疗应持续到脑脊液细胞学完全正常为止。

（三）中枢神经系统白血病的脑脊液学诊断

CMSL 的早期诊断，及时治疗已成为目前临床上的一个急迫问题。中枢神经系统白血病的传统诊断标准为临床表现（如颅压增高、脑膜刺激征等）加上脑脊液白细胞计数的增加。但尸检资料和大量脑脊液细胞学检查结果证明，相当一部分中枢神经系统白血病患者并无中枢神经系统受损症状，故脑脊液细胞学人检查为这些病人目前唯一可靠的诊断方法。

急性淋巴细胞白血病最易侵犯中枢神经系统，其次为急性非淋巴细胞白血病，慢性白血病较少累及中枢神经系统，慢性粒细胞白血病患者亦可有白血病细胞浸润现象。因急性淋巴细胞白血病急见于儿童，故儿童急性淋巴细胞性脑膜白血病的发生率可高达 56%~80%，脑脊液细胞学检查阳性率较高，中枢神经系统白血病为全身性疾病的一部分，在脑脊液细胞学检查前，白血病的诊断多已确定，故其诊断亦相对较易。

（四）中枢神经系统白血病的脑脊液细胞形态学

1. 脑脊液细胞学特点

脑脊液中找到某一种白血病细胞（淋巴、粒、单核或其他），其原幼细胞具有白血病细胞的病理学特征。细胞学上可见大量形态一致的细胞，核较大圆形，染色过深，含一个或更多清楚的核仁；染色质粗糙或粗细不均；核浆发育不平衡，例如原始阶段胞浆可出现颗粒，幼稚阶段可残留核仁；胞浆中易见空泡形成，颗粒分布不均，甚至聚集，融合成数根酷似细棒或杆状，结构均匀一致的 Auer 小体；核分裂象和破碎细胞及变性细胞多见；呈现白血病细胞分裂现象，即可发现较多的原始，早幼阶段的细胞及少量成熟阶段细胞，而中间阶段缺如。

1. 急性淋巴细胞白血病　患者脑脊液中的白血病细胞以原始和早幼淋巴细胞为主。原始淋巴细胞胞体较大,呈圆形或椭圆形,直径 10~18μm。胞浆量极少,嗜碱性,绕于核周,色调均匀一致。核浆比例增大,核常占据胞体的绝大部分,核圆形或卵圆状,居细胞中央或稍偏一侧,核染色质粗糙呈块状,可见1~2个周界清楚明显的核仁,似凹陷之小洞,不似粒细胞的凸出样(图 13-1)。幼稚淋巴细胞呈圆形,体积与原始者相似。胞核圆,偶有切迹,核染色质亦粗糙,排列紧密或有小的凝块。胞浆量稍多,淡天蓝色,可有少量暗红色圆形嗜天青颗粒。

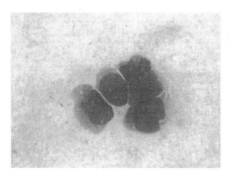

图 13-1　急性淋巴细胞白血病

2. 急性粒细胞白血病　患者脑脊液中的白血病细胞,以原始粒细胞和早幼粒细胞为主。原始粒细胞多呈圆形,直径 12~30μm。核圆或椭圆形式略有凹陷形,大小不等,占胞体绝大部分,染色质呈细粒网状,核仁淡蓝色,数量多(常为 3~6 个)。胞浆天蓝色,绕于核周,偶见 Auer 小体。早幼粒细胞呈椭圆形或圆形,体积较大,核浆比例增大,核畸形多变,分叶、核仁多个。胞浆量较多,可见嗜天青颗粒(图 13-2)。颗粒的有无是区分原始粒和早幼粒细胞的分水岭。

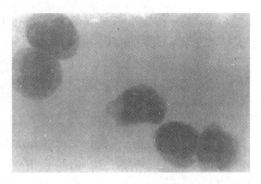

图 13-2　急性粒细胞白血病

3. 急性单核细胞白血病　患者脑脊液中的白血病细胞,以原始和幼稚细胞为主。原始单核细胞体积稍小,胞浆亦少,无颗粒存在。核圆形或卵圆形,呈细微折叠状。染色质细致如网,可有不规则形核仁 2~4 个。幼稚细胞胞体大, 直径约为 $20\mu m$ 左右,大部分为椭圆形,核偏一侧,折叠更明显,核仁明显。染色质结构仍细致,胞浆量多,淡灰蓝色,呈毛玻璃样,外周不规整,浆内含有稀疏的如灰尘样细小嗜天青颗粒(图 13-3)。

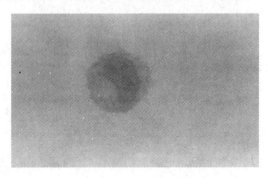

图 13-3　急性单核细胞白血病

4. 慢性粒细胞白血病　脑脊液中的白血病细胞以中幼和晚幼粒细胞为主,原幼细胞少见,各阶段的粒细胞均出现明显的病理变异和畸形,核浆发育不平衡,胞浆中易见空泡,但无Auer小体;中晚幼者胞浆中有较多黄和紫红色嗜天青颗粒,核仁较少见,常同时伴有较多嗜碱和嗜酸性粒细胞(图13-4)。

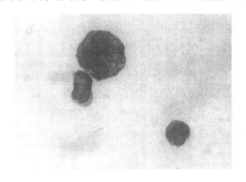

图13-4　慢性粒细胞白血病

5.慢性淋巴细胞白血病　脑脊液中的白血病细胞多为小淋巴细胞,核呈肾形或蚕豆状,染色质致密成块状;胞浆很少,仅于核凹陷处留有少量蓝色胞浆,偶有少许圆形嗜天青颗粒,其形态很难与正常淋巴细胞相鉴别。可结合临床表现,血片和骨髓片帮助诊断。

(五)中枢神经系统白血病的脑脊液细胞学诊断及鉴别诊断

1.假阳性问题　尽管中枢神经系统白血病脑脊液细胞学检查假阳性的报告不多,但因假阳性有导致不必要的治疗或可以治愈的病人拒绝治疗的危险,因而在脑脊液细胞学检查中应特别给予重视。所谓假阳性也就是将脑脊液中某些非白血病细胞误诊为白血病细胞而做出中枢神经系统白血病的诊断,实际上在尸检时,中枢神经系统并无白血病细胞浸润,可引起假阳性的情况,大致有以下几种:

①外周血污染　最近Rohlfg(1981)进行了定量的研究结果

表明,即便少量的血液污染了脑脊液,这通常是肉眼不能观察到的,也可能导致在脑脊液中查出白细胞而误诊为中枢神经系统受累。

②腰穿时脊柱的骨髓细胞的污染。

③一些刺激性淋巴细胞被误诊　在一些反应性炎症病例脑脊液中出现的刺激性或反应性非典型淋巴细胞即淋巴样细胞时,可被误诊,这也是假阳性诊断的一个重要原因。

④化疗诱导的细胞变化。

2. 假阴性问题　这是一个不大为人们重视的问题。Glass指出,在广泛软脑膜受累的病人假阴性脑脊液细胞学也是一个有意义的问题。

如同假阳性一样,为了避免这一情况,最好进行重复腰穿,以提高阳性率或避免假阴性。

3. 脑脊液细胞学的鉴别诊断

①与脑脊液激活淋巴细胞的鉴别诊断

激活淋巴细胞的胞浆常见伪足形成,呈一种特殊的"葵花样"结构,而白血病细胞却少见。激活淋巴细胞浆相对较多,染色质较粗糙,且具有成熟淋巴细胞的特点。

每隔 7~10d,腰穿行脑脊液细胞学动态观察。如为炎症所致的激活淋巴细胞,则可呈减少趋势,如为中枢神经系统白血症,则脑脊液中白血病细胞呈增多趋势。

②中枢神经系统白血病各不同组织学类型间的鉴别

可从前述形态学特点给予鉴别,必要时还可借助细胞化学方法。

4. 鞘内化疗后脑脊液细胞的变化　鞘内化疗后,脑脊液内的正常细胞和白血病细胞均可发生一系列的形态学变化,难以鉴定是中枢神经系统白血病复发,未完全控制还是鞘内注射引起的蛛网膜炎症反应。所以,在分析细胞形态时,应综合考虑。

第二节　中枢神经系统淋巴瘤的脑脊液细胞病理学

传统认为淋巴瘤是淋巴组织异常增生的一种恶性肿瘤,最近将其归为免疫系统的实体性肿瘤。淋巴瘤虽然主要侵犯淋巴组织,可发生于身体任何部位,亦可累及中枢神经系统,侵犯蛛网膜下腔并同时伴有脑实质、脑膜、脊髓实质和脊膜的浸润。而以脊髓受累最为常见。

(一)淋巴瘤的分类

淋巴瘤对中枢神经系统的侵犯与其分型关系密切。有关恶性淋巴瘤的分类,组织病理学将淋巴瘤分为霍奇金病(Hodgkin disease, HD)和非霍奇金淋巴瘤(non-Hodgkin lymphoma, NHL)两大类。

(二)淋巴瘤的中枢神经系统受累及脑脊液细胞学

淋巴瘤对中枢神经系统的侵犯与其分型关系密切。如霍奇金病罕见有中枢神经系统病损者,约为1.5%,颅内单发病变极少见,大多通过血管周围淋巴管或附近病变扩散到颅底。由于其免疫功能较低而易并发感染,故对较少累及中枢神经系统的霍奇金病,应慎重分析其脑脊液细胞学的变化。非霍奇金淋巴瘤其发病率比霍奇金病高2~3倍。起源于中枢神经系统的病变少见,但晚期最终受累者可达10%。常发生于未控制的活动性全身性病变,更多见于脊髓病变的患者或通过血行播散侵犯中枢神经系统,此时脑脊液中发现瘤细胞是诊断的唯一可靠依据。

中枢神经系统淋巴瘤不如神经系统白血病多见。前者常易侵犯蛛网膜下腔并同时伴有脑实质的浸润。约 1/3 病人仅限于脊髓硬膜外受累,此时脑脊液中不出现淋巴瘤细胞。

(三)中枢神经系统淋巴瘤的脑脊液细胞形态学

中枢神经系统淋巴瘤病人脑脊液中常见大量非典型淋巴细胞。中枢神经系统淋巴瘤的脑脊液形态大致分为四类:组织细胞型、分化不良型、淋巴细胞性、非未分化性。以前两型最为常见。

组织细胞型淋巴瘤的脑脊液中瘤细胞常常是大量存在的,但是不像其他转移性肿瘤细胞,淋巴瘤细胞均是单个散在,而不丛集。细胞形态奇形怪状,胞浆量多或中等,常见空泡、核呈豌豆形(图 13-5)。

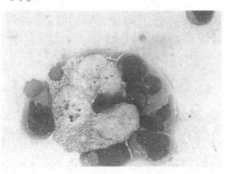

图 13-5　淋巴瘤

分化不良淋巴细胞型淋巴瘤的脑脊液细胞学诊断也可以依据下列的细胞形态标准:这些瘤细胞常常在脑脊液中大量出现,是一种非典型的淋巴细胞,染色质呈块状,可见到较大的核仁,迂曲的核呈各种奇怪的形状,胞浆很少。

淋巴细胞性淋巴瘤和非未分化性淋巴瘤的细胞形态学与急性淋巴细胞性白血病的母细胞相似,通常是容易证实的。

(四)中枢神经系统淋巴瘤的免疫学标记

中枢神经系统淋巴瘤常用的免疫学方法有 E 花环法,酸性非特异性酯酶染色以及淋巴细胞单克隆抗体技术,将淋巴瘤分为 T 和 B 细胞型。中枢神经系统以 B 细胞型淋巴瘤常见,T 细胞淋巴瘤少见,但预后差。

(五)脑脊液细胞学的鉴别诊断

中枢神经系统淋巴瘤病人脑脊液中的淋巴瘤细胞应与激活淋巴细胞相区别。结合整体资料和身体其他部位的病理组织学检查结果,虽可较快地在恶性淋巴瘤增生和良性淋巴细胞反应间做出明确鉴别。但就淋巴瘤而言,有两种情况较为特殊,致使鉴别极为困难。

1. 原发性中枢神经系统淋巴瘤　本病虽少,但已有以脑脊液细胞学方法在生前即可做出确诊的报告。这种仅中枢神经系统受报的淋巴瘤常需与其他中枢神经系统疾病进行鉴别。在这种情况下,常无其他部位的病理学检查做参考,脑脊液细胞学就成为除手术活检外的唯一可靠方法。

2. 就淋巴瘤患者本身而言,因其免疫功能代下,常可并发中枢神经系统感染。此时脑脊液中的非典型淋巴细胞系因何原因所致尚难肯定,并常给鉴别诊断带来困难。

一般而言,淋巴瘤细胞核不规则,核仁大而明显,胞浆常见空泡,而激活淋巴细胞常无这些恶性细胞征象。免疫学方法有助于淋巴瘤细胞和激活淋巴细胞的鉴别。淋巴瘤以 B 细胞型为主,而感染所致的激活淋巴细胞以 T 细胞占相当比例。

(六)其他累及中枢神经系统的淋巴网状系统的恶性疾病

1.多发性骨髓瘤

多发性骨髓瘤是浆细胞异常增生的免疫细胞增殖疾病。单个浆细胞可散发身体各部位,而多发性骨髓瘤亦可髓外浸润,其中尤以神经系统受损最为重要。近年来研究表明,神经系统症状的出现与肿瘤细胞数目过高有关。

浆细胞是一种成熟的 B 细胞,可分泌多种免疫球蛋白,而骨髓瘤性浆细胞则产生 M 蛋白及其多肽链。脑脊液中骨髓瘤细胞在形态上与其他部位骨髓瘤无异。瘤细胞大小形态不一,成熟程度不一,一般为 15~30μm,圆形或椭圆形,核多偏于一侧,有 1~2 个核仁,染色质较一般浆细胞为细,极少见到典型浆细胞的轮轴样结构,核周晕常消失,胞浆深染,胞浆中有时发现嗜酸性球状包涵体(Russell 小体)或大小不等的空泡(Mott 细胞)。

在正常脑脊液中无浆细胞存在。但在某些中枢神经系统炎症感染性疾病,特别是病毒感染和神经梅毒则常常出现浆细胞。在多发性硬化脑脊液中也常常见到浆细胞存在。因此脑膜骨髓瘤的诊断要临床资料的支持,不能仅靠脑脊液细胞学上出现不典型浆细胞就做出诊断。

2.淋巴瘤样肉芽肿病

淋巴瘤样肉芽肿是见于肺部的一种淋巴细胞增生病,其他器官如肾,皮肤也可受累,中枢神经系统受累率为 22.5%。腰穿的脑脊液细胞学主要为淋巴细胞,但池穿脑脊液中有大量未分化的中等大小、不典型细胞,即网状细胞。

细胞形态学的特点:细胞大小不一,细胞境界不清,胞浆丰富半透明,有的含有颗粒,染色质呈块状,核仁清晰可见。另外胞浆常有阿米巴样突起。随着中枢神经系统细胞浸润病的增多,在脑脊液中见到多形性淋巴网状细胞时,应考虑到本病的可能。

3.恶性组织细胞病

本病是单核—吞噬细胞系统中的组织细胞,呈异常增生的恶性疾病,常很快致死。

本病最常累及淋巴结、脾脏、肝和骨髓,中枢神经系统受累较少见。

恶性组织细胞的细胞形态学特点;体积大,圆形、胞浆丰富苍白,有空泡,且常常含有吞噬的脂肪小滴和细胞碎片。核不规则,有时呈分叶核,偶见双核,核仁隐显不一。另外尚可见多核巨细胞,吞噬性组织等。

4.组织细胞增生病

组织细胞增生症的共同特点是组织细胞的异常增生,全身各个部位均可受累,中枢神经系统是组织细胞病的常见受累部位,其中最常见的是韩—雪—柯氏病。中枢神经系统最常见的部位主要是下丘脑区,而局限于中枢神经的组织细胞病是少见的。通常脑脊液细胞学常规检查正常,但脑脊液中见到异常的组织细胞。这些细胞浆嗜酸性,常含有一些细小的空泡,核偏心,也可见分叶核,目大小不规则,有的成角,常见核突起伸入胞浆中,但核仁不清。

第十四章　脑脊液细胞的超微结构

电子显微镜(电镜)的问世,为细胞学、细菌学、病毒学等各种生物学的研究开辟了一条崭新的途径。目前在生物学、医学的各个领域中得到了广泛应用。人们发现,电子显微镜技术的应用,对协助阐明某些疾病的本质及病因,明确疾病的诊断以及加深理解某些疾病的病理生理,甚至在指导治疗等方面均具有一定意义。

在脑脊液细胞学研究中,因标本制备等方面的困难,使得这一技术应用较迟。近年来我们吸收国内外学者的技术和方法,开展了脑脊液细胞超微结构的电镜(透射和扫描)观察,促使脑脊液细胞的研究从光镜下的基本形态转到电镜下的超微结构变化上来,从超微结构水平上探讨某些中枢神经系统疾病的病因、诊断和鉴别诊断。

第一节　脑脊液细胞的透射电镜观察

一、标本的制备

脑脊液细胞的透射电镜观察的主要困难之一是标本制备。我们参照 Ito(1970)介绍的脑脊液细胞透射电镜标本制作法,并作了两点改进:一是在脑脊液原液中先加入 Hanks 平衡盐液后再离心,这样既起到保护稳定细胞的作用,又有洗涤的效果;二是在放固定液前先将标本冰冻使血清凝固,从而避免在加固定液时使标本与固定液混杂。这样部分克服了先前介绍的方法的缺点,实际观察结果表明,效果较满意,具体制作步骤如下:

1. 将 3~5mL 脑脊液直接滴入无菌的圆锥形硅化玻璃管内,加入等量 Hanks 平衡盐液混匀后水平离心 20min(2000 转/分)后,尽可能吸去上清液。

2. 在上管中加入自身或 AB 型血清 3mL 左右,混匀后再离心 30min(3000 转/分),吸去血清,留下仅约 0.1mL 左右,轻轻混匀。

3. 将试管斜置于盛有冰块的烧杯中,约-40℃15min 左右,待血清基本冻凝后,沿管壁小心加入 2.5 戊二醛液(pH7.3 PBS 配制),4℃固定 1h 左右,吸去戊二醛,用特别的薄竹片将含有细胞已固定的血清微块小心取出,切成小块,再放入 2.5 戊二醛固定液固定 2~3h。

4. 再用 0.1 铁酸复固定,丙酮乙醇逐级脱水。国产 851 环氧树脂包埋,制成起薄切片,在 H-600 型透射电镜下观察。

二、超微结构特征

(一)基本结构

各种脑脊液细胞都具有共同的基本结构(图 14-1),即细胞膜、细胞浆和细胞核三大部分。

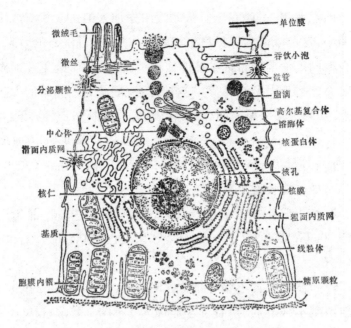

图 14-1　细胞超微结构模式图

　　1. 细胞膜　也称为生物膜，是细胞表面膜和细胞器的膜，是脑脊液细胞的最基本结构。微绒毛是细胞膜表面的指状突起，几乎所有的脑脊液细胞表面或多或少有此种结构（图 14-2）。

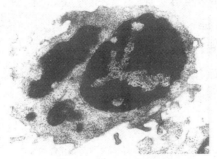

图 14-2　细胞表面微绒毛

2. 细胞浆　为一种黏稠、透明无色的蛋白质物质,位于细胞膜和细胞核之间的细胞体内,主要成分为各种程度不等的细胞器。

(1)线粒体:呈小杆状结构,由内外双层膜围成。内膜凹析形成线粒体嵴,外膜光滑,嵴与嵴之间的基质内含有颗粒。在脑脊液细胞内,线粒体常在细胞浆内弥散,均匀地分布,如浆细胞就是均匀弥散分布,外形多样化如圆形、椭圆形或线形(图14-3)。一些代谢增强的脑脊液细胞如激活淋巴细胞、激活单核细胞,线粒体丰富,反之减少如中性粒细胞。

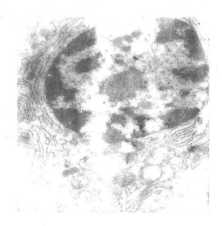

图14-3　浆细胞内的线粒体

(2)内质网:是一种网状结构,位于细胞浆的内质区域即细胞的内层结构,故称内质网。根据内质网膜的外表面上是否附着核蛋白体而分为粗面内质网和滑面内质网。粗面内质网(颗粒内质网)由扁平囊泡和附着于表面的核蛋白体构成(图14-4),腔内一般呈均质状,电子密度低或中等。合成分泌蛋白质旺盛的细胞,粗面内质网就较丰富。反之减少如中性粒细胞。内质网表面缺少核蛋白体者为滑面内质网(图 14-5)。

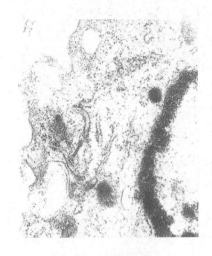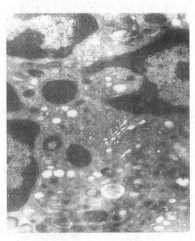

图 14-4　粗面内质网　　　　　　图 14-5　滑面内质网

（3）溶酶体：是细胞内生物膜包裹形成的另一种结构,散布于细胞浆内,呈分枝小管/小泡或囊状/扁平板层状,近似圆球状,直径为 0.25~0.5μm。颗粒内含有水解酶。一般可分为初级溶酶体和次级溶酶体两大类。初级溶酶体又称原溶酶体,为大小不一的小泡,内容物呈均质状,较清亮。次级溶酶体又称活动性溶酶体,是初级溶酶体进一步发展的功能相,直径大,结构多样,内含异物或细胞碎片。与线粒体相比,溶酶体除无嵴突、着色深浅不一、体积较小等特点外,另一特点是形态上的多样化,但都具有双层膜结构。根据其有无摄取和消化物质的功能而区分为电子密度较高的初级溶酶体和吞噬异物不等的次级溶酶体和残体(图 14-6)。在脑脊液细胞中,以中性粒细胞及吞噬、单核细胞为多(图 14-7)。

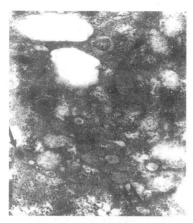

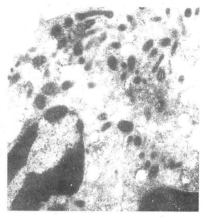

图 14-5 溶酶体散布于细胞浆内 　图 14-7 中性粒细胞浆内的初级

溶酶体

（4）高尔基复合体：为一些位于胞核附近的网状结构，由扁平囊群、大泡和小泡三部分组成（图 14-8）。扁囊结构是最重要的组成部分。在脑脊液细胞中，浆细胞的高尔基复合体具有典型的 3 种基本成分，其余类型细胞的高尔基复合体形态结构常不典型，仅有少量的扁平囊或泡状结构。

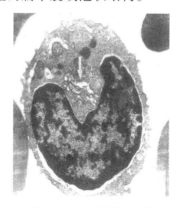

图 14-8 高尔基复合体

（5）颗粒：①核蛋白体：是所有类型脑脊液细胞内都存在重要细胞器，总是随着内质网的表面形成粗面内质网（图14-9），部分游离散在于细胞基质内，呈电子密度较高的小颗粒；②糖原颗粒：无界膜包被，分散或成簇分布于细胞中像雪花，电子密度较核蛋白体为低；③特殊颗粒：在粒细胞中有许多中等电子密度的大小不等的颗粒（图14-10），内容物均匀，颗粒直径小于0.3μm，呈球形或哑铃形。

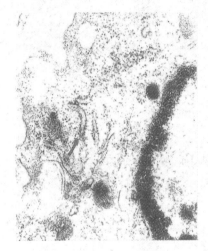 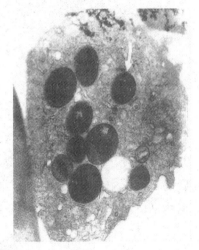

图14-9　粗面内质网　　　　　　　图14-10　特殊颗粒

3. 细胞核　是有不规则切迹或凹陷的一种结构，由核被膜、核仁、染色质及无定形的核基质四部分所构成。

（1）核被膜：为一层特殊的生物膜，由平行排列的内外两层单位膜构成，即内核膜、外核膜及两层之间的核周隙。核被膜上有许多小孔称核孔，其大小、数量和分布随细胞种类及不同功能状态而不同（图14-11）。

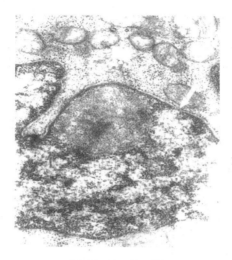

图 14-11　核　膜

（2）核仁：一般呈圆形或球形，居核中或核周边部，数量及大小随细胞类型及功能状态而改变。核仁无膜包裹，外形不规则，由颗粒部和纤维部组成。正常情况下，脑脊液中每一细胞核内均有核仁（图 14-12），但许多超薄切片中未切到核仁，故未显现。

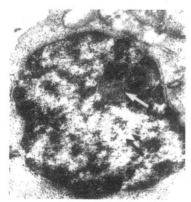

图 14-12　核　仁

（3）染色质：呈细丝状、颗粒状或小块状，分散在核内，核膜下分散较多，其基本结构单位是 DNA 和组蛋白组成的核小体，核小体链即染色质一级结构，当高度集缩显为异染色质；低度集缩或完全伸展则显为常染色质，功能相对活跃。

脑脊液中各类型细胞都具有以上的基本结构，同时还具有各自的超微结构特征，借助这些特征，可以在电镜下予以鉴别。

（二）正常细胞

1. 淋巴细胞　这是正常脑脊液的主要细胞成分，也是脑脊液中重要的免疫活性细胞。呈圆形或卵圆形，按直径大小可分为大中小淋巴细胞，直径分别为 13~20μm、9~12μm、5~8μm；细胞核大，呈圆形或卵圆形，常深浅不等的凹陷（图 14-13）。核内常染色质较少，电子密度着色较浅，异染色质中度或高度凝集，电子密度色较深，有的致密成块。核膜完整，核比较少。核浆比例高，胞浆少，均匀地包在浓而大的细胞核外。可见少量典型的线粒体、溶酶体、游离核蛋白体、短小的粗面内质网等。胞膜常可有一些胞突出而使胞膜呈波浪状或锯齿状。

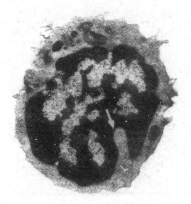

图 14-13　淋巴细胞

2. 单核细胞 细胞体积较大,直径 10~18μm,平均 15μm,呈圆形或卵圆形,细胞核凹陷较深,具有肾形和马蹄形两种形态,常偏于一侧(图 14-14)。核内常染色质较多,电子密度较低,异染色质在核周轻度凝集,电子密度着色较深。胞浆丰富有大量细胞器如内质网、核蛋白体、线粒体及高尔基复合体等,细胞表面可见不规则的指状突起,微绒毛较多。

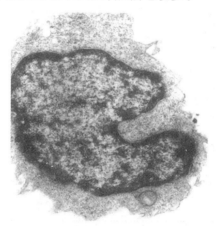

图 14-14 单核细胞

3. 室管膜上细胞

(1)神经胶质细胞:系具有突起细胞,胞体呈分角形、椭圆形或长扁形、核圆形、卵圆形或不规则形,染色质聚于核膜下。突起不分轴、树突,以粗而短的突起彼此相连。

(2)类组织细胞:球形或不规则,直径约 10μm,胞浆内除一般结构外,含吞噬体和脂滴,细胞表面有微绒毛及泡状结构或皱褶,突起较少。

(3)接触脑脊液神经元:多为双极神经元,胞体多角形或锥形或梭形,长径 7~11μm,表面光滑,胞核内染色体分布均匀,核仁明显;胞浆内有丰富的核糖体面内质网。树突内可见内质网、线粒体、大小不等的溶酶体,多泡体;轴突较细,内有微管、线粒体等。

(三)病理细胞

1. 嗜中性粒细胞 正常脑脊液中一般难以见到,呈圆形,平均直径 10~12μm,最显著的特点是胞浆内颗粒多,颗粒的大小、形态及电子密度不相同。颗粒表面包以平行膜,含量最多的是特殊颗粒,直径小于 0.35μm,颗粒有界膜,电子密度中等,内容物均匀(图 14-15)。胞浆内糖原颗粒也极为丰富,遍布整个胞浆。核内的异染色质在核周很致密,常染色质位于中央。

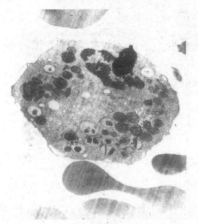

图 14-15 嗜中性粒细胞

2. 嗜酸性粒细胞 呈圆形或卵圆形,略大于嗜中性粒细胞和嗜碱性粒细胞,直径 10~15μm。胞浆内有发达的高尔基复合体,少量线粒体,较多见糖原颗粒(图 14-16),胞浆内充满了特征性颗粒,比嗜中性粒细胞的颗粒大,直径 0.5~1μm,呈圆形或卵圆形。细胞核发叶,切片中一般不超过 2 叶,核内异染色质在核周高度凝集。

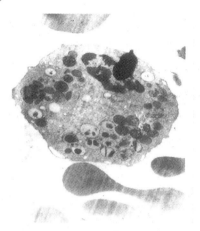

图 14-16 嗜酸性粒细胞

3. 嗜碱性粒细胞 呈圆形或卵圆形,比嗜中性和嗜酸性粒细胞小,直径 11~15μm,细胞核呈杆形成分叶,切片中可见 2~3叶。核内异染色质在核周高度凝集,中央为常染色质并有散在的异染色质小块。胞浆内有较小的高尔基复合体,少量线粒体、核糖体、粗面内质网和糖原颗粒,在细胞核附近有 1~2 个电子密度很高的核周颗粒(图 14-17)。

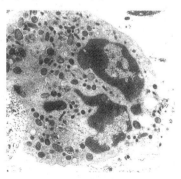

图 14-17 嗜碱性粒细胞

4. 浆细胞　是脑脊液中重要免疫活细胞。呈圆形或卵圆形,直径 8~20μm,圆形核位于细胞一端,核内无明显核仁,异染色质较多,电子密度较高。成熟的浆细胞胞浆内充满粗面内质网和大量游离核糖体,还见发达的高尔基复合体、中心粒和一些分泌小泡,线粒体呈圆形(图 14-18)。分泌状态的浆细胞,胞浆丰富,内质网发达,几乎占据了整个胞浆,形成众多圆形,卵圆形扩张的内质网小池,腔内为电子密度较低的絮状物,游离的核糖体少,所以缺乏嗜碱性。细胞核居中或偏位,染色质稍浓,有的浓缩成块状。

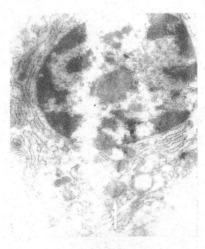

图 14-18　浆细胞

5. 激活淋巴细胞　是抗原刺激淋巴细胞的结果,是中枢神经系统免疫反应存在的一种象征。细胞体积较大,不其规则,直径为 10~20μm,核偏位,电子密度低于淋巴细胞,胞浆丰富,细胞器如内质网较多,表面不规则,有许多胞浆突起(图 14-19)。

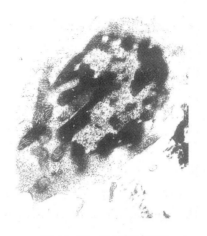

图 14-19　激活淋巴细胞

6. 激活单核细胞　体积较单核细胞大，胞浆膜常不完整，有许多胞浆突起，有的形成伪足或皱襞。胞浆丰富，有许多游离的核蛋白体和空池样结构，后者推测为吞噬消化的物质。细胞核变大而不规则，失去肾形或马蹄形特征，核内染色质多，电子密度多（图 14-20）。

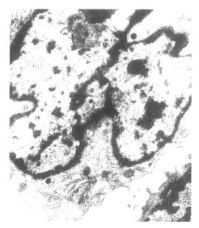

图 14-20　激活单核细胞

7. 肿瘤细胞　有转移肿瘤细胞,脑膜白血病细胞、淋巴瘤细胞、中枢神经系统原发肿瘤细胞等。细胞体积大,核大不规则且畸形。超微结构形态极端多样化,依来源不同而异,但均具有一般恶性肿瘤特征。

第二节　脑脊液扫描电镜的意义

脑脊液细胞的扫描电镜观察,对揭示这些细胞的表面微细结构,进一步论证脑脊液细胞的来源及对表面受体的研究等方面均具有一定的价值。在电镜下,可发现有两种超微结构截然不同的小淋巴细胞,一种表面光滑,另一种表面呈绒球状,以前者居多。曾有人试图利用淋巴细胞扫描电镜下结构不同而进行免疫学的 T、B 淋巴细胞分类,经过一系列实验证实,有绒毛的淋巴细胞为 B 淋巴细胞,而表面光滑者为 T 淋巴细胞。所以,根据脑脊液淋巴细胞的扫描电镜下表面结构不同已分 T、B 淋巴细胞仍是一种有用的研究手段。

脑脊液中单核细胞和粒细胞结构与外周血中相似。前者表面多皱襞且粗大,形态不太规则。后者表面也多皱襞但较细小,且有小隆起。另外有一种外形不规则直径约 $50\mu m$ 的大细胞,其表面结构与单核细胞相似,结合光镜下所见,和激活性单核细胞相一致,这种激活性单核细胞在结核性脑膜炎患者脑脊液中经常见到。

另外,在扫描电镜下,还可观察到外周血所见不到的病理性细胞成分。这些细胞形态呈圆形,直径在 $20\mu m$ 左右,有的达 $50\mu m$ 以上,表面多光滑,个别细胞表面尚见到球状分泌物样颗粒。在光镜下,我们在结核性脑脊炎及多发性硬化患者脑脊液中也见到大小不同的转化型淋巴细胞、浆细胞和淋巴样细胞。因而我们可以推测,那种大而表面光滑直径在 $20\mu m$ 左右或更大的淋巴细胞是转化型细胞或淋巴样细胞,而表面有分泌颗粒的细胞则可能是成熟的浆细胞。这些细胞为免疫活性细胞,它们参与细胞和体液免疫反应。

在脑脊液中我们也发现个别红细胞,这些细胞呈微缩状态者多,而在脑脊液中的白血病细胞和淋巴瘤细胞的电镜观察则可为这些细胞的进一步分类提供较为可靠的形态学及超微结构的资料。